Kohlhammer

Die Autorin

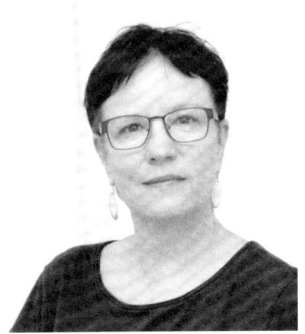

Gerti Wewerka ist leitende Physiotherapeutin der Universitätsklinik für Geriatrie an der Christian Doppler Klinik in Salzburg.

Gerti Wewerka

Rückenschonende Pflege

Arbeitstechniken bei verschiedenen Krankheitsbildern

3., erweiterte und überarbeitete Auflage

Verlag W. Kohlhammer

Dieses Werk einschließlich aller seiner Teile ist urheberrechtlich geschützt. Jede Verwendung außerhalb der engen Grenzen des Urheberrechts ist ohne Zustimmung des Verlags unzulässig und strafbar. Das gilt insbesondere für Vervielfältigungen, Übersetzungen, Mikroverfilmungen und für die Einspeicherung und Verarbeitung in elektronischen Systemen.

Die Wiedergabe von Warenbezeichnungen, Handelsnamen und sonstigen Kennzeichen in diesem Buch berechtigt nicht zu der Annahme, dass diese von jedermann frei benutzt werden dürfen. Vielmehr kann es sich auch dann um eingetragene Warenzeichen oder sonstige geschützte Kennzeichen handeln, wenn sie nicht eigens als solche gekennzeichnet sind.

Es konnten nicht alle Rechtsinhaber von Abbildungen ermittelt werden. Sollte dem Verlag gegenüber der Nachweis der Rechtsinhaberschaft geführt werden, wird das branchenübliche Honorar nachträglich gezahlt.

Von den Firmen MEYRA GmbH, RMT RehaMed Technology GmbH und TOPRO GmbH wurden Abbildungen mit freundlicher Genehmigung zur Verfügung gestellt.

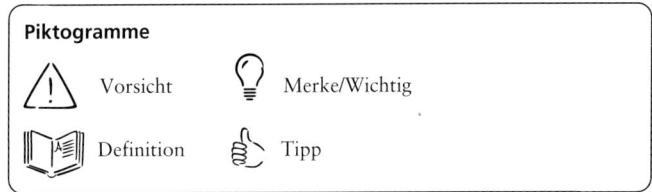

3. Auflage 2018

Alle Rechte vorbehalten
© W. Kohlhammer GmbH, Stuttgart
Gesamtherstellung: W. Kohlhammer GmbH, Stuttgart

Print:
ISBN 978-3-17-032970-6

E-Book-Formate:
pdf: ISBN 978-3-17-032971-3
epub: ISBN 978-3-17-032972-0
mobi: ISBN 978-3-17-032973-7

Für den Inhalt abgedruckter oder verlinkter Websites ist ausschließlich der jeweilige Betreiber verantwortlich. Die W. Kohlhammer GmbH hat keinen Einfluss auf die verknüpften Seiten und übernimmt hierfür keinerlei Haftung.

Vorwort zur dritten Auflage

Das Problem »Kreuzschmerz« ist in allen Berufen, bei denen Menschen in ihrer Mobilität unterstützt werden, ein aktuelles Thema. Häufiges Heben – in nicht frei zu wählenden Positionen – trägt dazu leider bei.

In dieser 3. Auflage wurde das Kapitel *Hilfsmittel* um aktuelle Varianten ergänzt, da auf diesem Sektor regelmäßig Neuerungen entwickelt werden. Sie bieten kein Allheilmittel für jede Situation, liefern aber Denkanstöße, um in schwierigen Situationen bessere Lösungen zu finden.

Neu ist der *Übungsteil für das Gleichgewicht*. Er bietet dem Helfenden eine Anleitung um seine koordinativen Fähigkeiten im Stand und bei Haltungsänderungen zu verbessern, und damit die Grundlage für ein stabileres Heben.

Ich möchte all jenen danken, die bei der Erstellung meines Buches mitgeholfen haben, den Kollegen und Kolleginnen, den Patienten und Patientinnen und vor allem meinem Mann Gerald, der die Fotos gemacht hat und immer bereit war Korrektur zu lesen und hilfreiche Tipps zu geben.

Salzburg, im Herbst 2017   Gerti Wewerka

Inhalt

1	Aufbau und Funktion der Wirbelsäule		11
2	Allgemeine Tipps		**14**
	2.1	So wenig heben wie möglich	14
	2.2	Lasten mit aufgerichtetem, stabilisiertem Oberkörper heben und tragen	16
	2.3	Zum Gewicht drehen	17
	2.4	Lasten möglichst körpernah heben und tragen	18
	2.5	Bekleidung	21
3	Rückenschule		**22**
	3.1	Übungsvorschläge für die Körperhaltung	23
	3.2	Übungsvorschläge für Gleichgewicht und Koordination	31
	3.3	Übungsvorschläge zur Dehnung	36
	3.4	Übungsvorschläge zur Entspannung	41
4	Techniken		**44**
	4.1	Becken heben	44
	4.2	Zur Seite drehen.....................	47
		4.2.1 Drehen mit stabilisiertem Rumpf	47
		4.2.2 Drehen mit Rumpfdrehung	48
		4.2.3 Dem Patienten ein Steckbecken geben	50
	4.3	Im Bett zur Seite bewegen	51
		4.3.1 Der Patient kann mithelfen	51
		4.3.2 Der Patient kann nicht mithelfen	53

4.4		Im Bett Richtung Kopfende bewegen	56
	4.4.1	Der Patient hilft mit den Beinen	56
	4.4.2	Der Patient kann mit den Armen mithelfen	58
	4.4.3	Patienten, die mit den Armen sehr gut mithelfen können	60
	4.4.4	Der Patient kann nicht mithelfen, der Helfer ist alleine	61
	4.4.5	Zwei Helfer unterstützen einen Patienten, der nicht mithelfen kann: »Dreiergriff«	64
4.5		Aufsetzen zum Querbettsitz	67
	4.5.1	Vorbereitung	67
	4.5.2	Der Patient kann mithelfen	69
	4.5.3	Der Patient kann nicht mithelfen	71
	4.5.4	Hinlegen des Patienten	72
4.6		Aufstehen	73
	4.6.1	Der Patient braucht wenig Hilfe	73
	4.6.2	Der Patient kann Hüft- oder Kniegelenke nicht ausreichend beugen	75
	4.6.3	Der Patient kann mit beiden Beinen Gewicht übernehmen ...	77
	4.6.4	Der Patient kann sich mit den Händen an einem Haltegriff festhalten	79
	4.6.5	Der Patient hilft wenig oder gar nicht mit	80
	4.6.6	Der Patient ist größer als der Helfer	84
	4.6.7	Der Patient drückt stark zu einer Seite	86
4.7		Hinsetzen des Patienten	86
4.8		Transfer	89
	4.8.1	Der Patient steht gut auf einem Bein	89
	4.8.2	Der Patient hilft wenig oder gar nicht mit	89

	4.8.3	Der Patient drückt stark zu einer Seite	91
	4.8.4	Demenzkranke	92
	4.8.5	Die Knie des Patienten können nicht in Streckung gebracht werden, der Patient kann mit einem Arm mithelfen	93
	4.8.6	Die Knie des Patienten können nicht in Streckung gebracht werden, der Patient kann nicht helfen	97
	4.8.7	Der Patient wird von zwei Helfern gehoben	98
4.9	Transfer aus dem Bett		102
4.10	Transfer vom Rollstuhl/Stuhl ins Bett ...		104
	4.10.1	Der Patient hilft wenig oder gar nicht mit	104
	4.10.2	Der Patient kann mit den Armen sehr gut mithelfen	105
4.11	Zurückrutschen im Sessel		107
	4.11.1	Der Patient hilft mit, wenn er vorbereitet wird	108
	4.11.2	Der Patient braucht viel Hilfe ..	109
	4.11.3	Der Patient kommt mit seinen Füßen nicht bis zum Boden	111
4.12	Führung beim Gehen		113
	4.12.1	Besonderheiten beim Führen eines Schlaganfallpatienten	116
	4.12.2	Besonderheiten beim Führen eines Parkinsonpatienten	117
	4.12.3	Besonderheiten beim Führen eines Demenzkranken	118
	4.12.4	Besonderheiten beim Führen von Patienten mit Arthrosen	119
4.13	Aufstehen vom Boden		120
	4.13.1	Aufstehen über den Vierfüßlerstand-Kniestand	120

		4.13.2	Kniestand ist nicht möglich, aufstehen mit Abstützen	122

5	**Lagerungen**	**123**
	5.1 Rückenlage	123
	5.2 Seitenlage 90°	126
	5.3 Seitenlage 30°	128

6	**Hilfsmittel**	**130**
	6.1 Umsetz- und Hebehilfen	133
	6.2 Gehhilfsmittel........................	143

7	**Kurzbeschreibungen der erwähnten Krankheitsbilder**	**154**
	7.1 Schlaganfall	154
	7.2 Parkinson-Syndrom	155
	7.3 Arthrose	157
	7.4 Demenz	157
	7.5 Multiple Sklerose	158
	7.6 Querschnittslähmung	159

Literatur **160**

Stichwortverzeichnis **161**

1 Aufbau und Funktion der Wirbelsäule

Die Wirbelsäule stabilisiert einerseits die aufrechte Haltung, andererseits ermöglicht sie alle notwendigen Bewegungen.

Von hinten und vorne gesehen verläuft die Wirbelsäule lotrecht, von der Seite gesehen in vier Krümmungen. Im Bereich der Hals- und Lendenwirbelsäule ist sie nach vorne gekrümmt, Brustwirbelsäule sowie Kreuz- und Steißbein sind nach hinten gekrümmt.

Der knöcherne Anteil besteht aus 7 Halswirbeln, 12 Brustwirbeln, 5 Lendenwirbeln, dem Kreuzbein und dem Steißbein.

Gehalten wird die Wirbelsäule durch Bänder und Muskeln.

Zwischen den einzelnen Wirbeln liegen die Bandscheiben, die der Wirbelsäule gemeinsam mit ihrer geschwungenen Form eine gute Stoßdämpfereigenschaft verleihen.

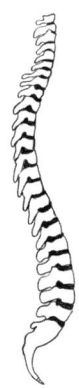

Abb. 1: Wirbelsäule

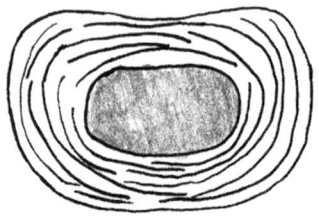 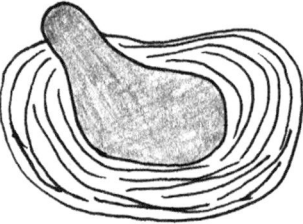

Abb. 2: Bandscheibe   **Abb. 3:** Bandscheibenvorfall

Eine Bandscheibe besteht aus einem elastischen Innenkern, dem Gallertkern, der von einem Faserring umgeben ist.

Bei Belastung verformt sich die Bandscheibe und gibt Flüssigkeit und Schlackenstoffe ab, bei Entlastung, z. B. beim Liegen oder beim Schlafen kann sie Flüssigkeit und Nährstoffe aufnehmen.

Merke

Die Bandscheiben werden also nicht wie so viele andere Gewebe von Blutgefäßen versorgt, sondern sind in ihrer Ernährung abhängig von Druck und Entlastung – von Bewegung.

Der Druck, mit dem die Bandscheiben belastet werden, ist abhängig von der Körperhaltung und beträgt:

- im Liegen auf dem Rücken 25 kg
- im Stehen 100 kg
- beim korrekten Sitzen 140 kg
- beim Vorbeugen im Stehen bereits 250 kg
- wenn gleichzeitig ein 50 kg schwerer Gegenstand angehoben wird, bis zu 800 kg!

Dauernde Fehlhaltungen (z. B. beim längeren Sitzen in einem tiefen Sofa vor dem Fernseher) belasten die Bandscheiben in einigen Bereichen mit zu viel Druck. Sie können in diesen Bereichen keine

Flüssigkeit aufnehmen und werden mit der Zeit mürbe. Auf dem Boden dieser laufenden Fehlbelastungen kommt es schließlich zu Abnützungserscheinungen an den Bandscheiben, die Widerstandsfähigkeit gegenüber Belastungen wird reduziert.

Heben, speziell in falscher Haltung, belastet die Bandscheibe in einigen Bereichen übermäßig, was schließlich dazu führen kann, dass der Faserring reißt und Bandscheibenmaterial austritt.

Am häufigsten kommt es zu Bandscheibenvorfällen zwischen dem 4. und 5. Lendenwirbel und zwischen dem 5. Lendenwirbel und dem Kreuzbein. Durch Druck auf Nervenbündel des Rückenmarks kommt es zu Rückenschmerzen, die auch in ein Bein ausstrahlen können.

Andere Schmerzursachen sind überhöhte Muskelspannungen. Solche verspannte Rückenmuskeln ertastet man häufig als harten, schmerzhaften Strang beiderseits der Wirbelsäule.

2 Allgemeine Tipps

2.1 So wenig heben wie möglich

Tipp

Ziehen oder Rutschen statt Heben!
Sehr oft heben wir, obwohl bessere Bewegungsabläufe möglich wären (▶ Kap. 4.3 und ▶ Kap. 4.4).

Tipp

Hebehilfe verwenden!
Ist keinerlei Aktivität vom Patienten zu erwarten, sollte man eine Hebehilfe verwenden (▶ Kap. 6.1 Hilfsmittel).

Tipp

Der Patient kann oft teilweise mithelfen.

Merke

Die meisten Patienten können mithelfen, aber es gilt einige Regeln zu beachten:

- **Tempo**
  Für viele Patienten ist das *Tempo*, mit dem mit ihnen gearbeitet wird, *zu schnell*. Ältere Patienten haben z. B. häufig

zusätzlich zu ihren Bewegungsproblemen auch eine Einschränkung der Wahrnehmung: Sie sehen schlechter, hören schlechter, oft ist auch die Sensibilität (die Wahrnehmung von Berührung und das Erkennen der Gelenkstellung) betroffen. So wird es verständlich, dass ihre Reaktionen verlangsamt einsetzen. Eine Temporeduktion des Helfers ermöglicht es manchem Patienten mitzuhelfen. Das wird für die Pflegenden zur Erleichterung, hilft dem Patienten, seine Kraft und Bewegungsfähigkeit zu trainieren und zeigt ihm auch, dass er weiterhin leistungsfähig ist.

- **Lernen**
  Patienten lernen Bewegungsabläufe nur, wenn sie häufig und immer auf dieselbe Weise wiederholt werden. Wenn die Helfer sich absprechen und alle dieselben Grifftechniken anwenden, wird der Umgang mit dem Patienten leichter. Wenn der Helfer jedoch zu oft sagt: »*Lassen Sie nur, ich mach' das schon!*«, dann *verlernt* der Patient mitzuarbeiten.
- **Alleine oder zu zweit**
  Es ist nicht immer von Vorteil, zu zweit zu helfen. Es ist häufig der Fall, dass Patienten weniger mithelfen, wenn zwei Helfer anwesend sind. Oft liegt es daran, dass zwei Helfer einen *wahrnehmungsgestörten* Patienten *überfordern*. Er weiß nicht, wie er auf unterschiedliche Anweisungen reagieren soll. Diesen Punkt sollte man beachten, um bei diesen Patienten entweder alleine zu helfen oder – wenn es notwendig ist, zu zweit zu arbeiten – darauf zu achten, dass ein Helfer eindeutig die Führung übernimmt.
- **Unterstützung nur dann geben, wenn es nötig ist**
  Patienten können manche Bewegungsabläufe nur *unvollständig* ausführen. Viele Patienten brauchen z. B. in Rückenlage Hilfe beim Anbeugen der Beine, können dann aber sehr gut *selbst* ihr Becken anheben und im Bett Richtung Kopfende rutschen.

2.2 Lasten mit aufgerichtetem, stabilisiertem Oberkörper heben und tragen

In dieser Haltung werden die Bandscheiben gleichmäßig belastet, das Verletzungsrisiko ist deutlich geringer.

Im Arbeitsalltag bedeutet das, dass man lernen muss, Gewichte mit einer Bewegung der Knie- und Hüftgelenke zu heben. Der Oberkörper kann sich wenn nötig nach vorne neigen, sollte aber in Streckung stabilisiert werden *(▶ Abb. 4)*.

Das Kapitel Rückenschule *(▶ Kap. 3)* zeigt Übungen, die helfen sollen, die Aufrichtung und Stabilisierung der Wirbelsäule zu verbessern. Die Übungen für das Gleichgewicht helfen Ihnen, den Körper über der Unterstützungsfläche zu stabilisieren.

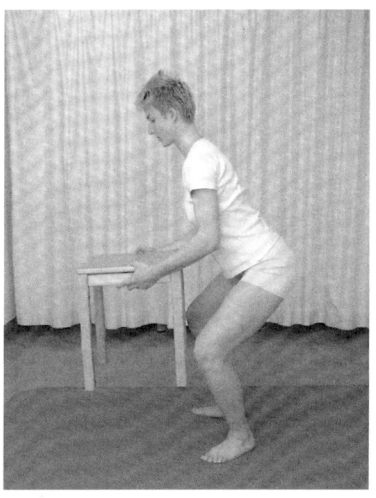

Abb. 4: Das Gewicht wird mit möglichst aufgerichtetem, stabilisiertem Oberkörper angehoben. Das Anheben der Last geschieht durch eine Bewegung der Knie- und Hüftgelenke.

2.3 Zum Gewicht drehen

Für den Rücken sind Drehbelastungen ungünstig, daher zum Gewicht drehen, dann erst anheben. Der Rücken bleibt zum Becken hin stabil eingestellt, die Bewegung geschieht aus den Gelenken der unteren Extremität. Dazu ist meist eine Schritt- oder Grätschstellung der Beine nötig (▶ Abb. 5).

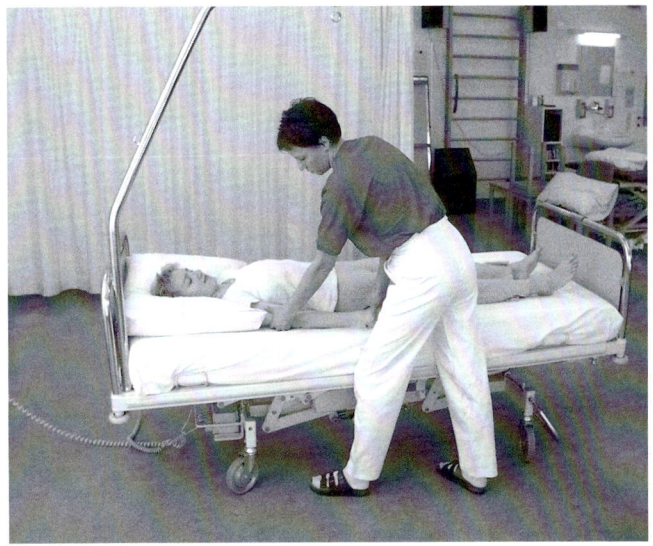

Abb. 5: Richtig: Der Helfer steht an der Bettseite, an der er eine Arbeit verrichten will. Der Helfer dreht Oberkörper und Becken zum Gewicht, damit er seinen Rücken beim Heben nicht verdrehen muss und sich leichter aufrichten kann.

2.4 Lasten möglichst körpernah heben und tragen

Das Gewicht, das die Wirbelsäule übernehmen muss, errechnet sich aus einer Formel der Physik:
Last x Lastarm = Kraft x Kraftarm
Das heißt, dass dasselbe Gewicht, wenn es *näher* an den Körper herangebracht wird, weniger Belastung darstellt, weil der Lastarm kürzer wird.

Sie erleben das häufig im Alltag: Wenn Sie beispielsweise eine Getränkekiste in den Kofferraum eines Autos stellen, scheint das Gewicht immer schwerer zu werden, je weiter Sie die Kiste von sich weghalten. Zusätzlich wird es immer schwieriger, den Rücken ausreichend zu stabilisieren (▶ Abb. 6).

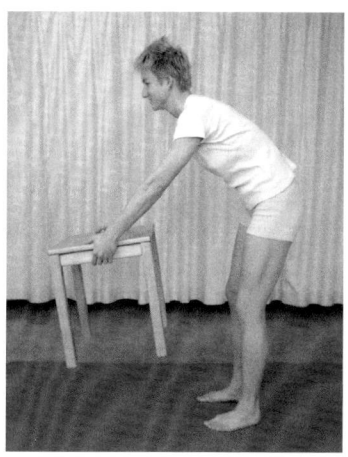

Abb. 6: Die Last wird nicht nahe genug am Körper angehoben, der Lastarm ist hier ungünstig lang. Dadurch erhöht sich die Belastung für die Wirbelsäule, es gelingt nicht, sie ausreichend in Streckung zu stabilisieren. Außerdem steht der Helfer jetzt aufgrund der langen Hebel unsicherer.

Am Krankenbett ist es oft schwierig, den Lastarm zu verringern, denn der Helfer muss sich häufig über das Bett nach vorne lehnen.

Gerade deshalb sollte der Helfer darauf achten, dass er am Krankenbett immer zu der Seite geht, an der er eine Arbeit verrichten will. Ein Krankenbett sollte daher unbedingt von *beiden Seiten* her zugänglich sein. (▶ Abb. 5 und 7).

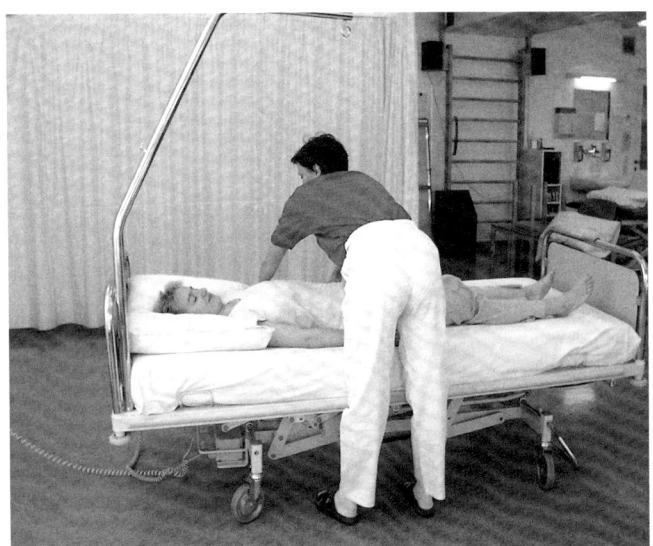

Abb. 7: Falsch: Wenn der Helfer an die gegenüberliegende Bettseite greift, verlängert sich der Lastarm, und selbst geringe Gewichte werden für ihn schwerer zu heben. Durch die starke Vorneigung und die Unmöglichkeit, sich vorne abzustützen, ist der Helfer gezwungen, seinen Rücken stark zu belasten.

Bei Patienten, die sich auf einer Seite schlechter bewegen, steht der Helfer an der *betroffenen* Seite, um hier die notwendige Unterstützung geben zu können.

Merke

Bei Hebegriffen die Last möglichst nahe heranholen, dann erst anheben!

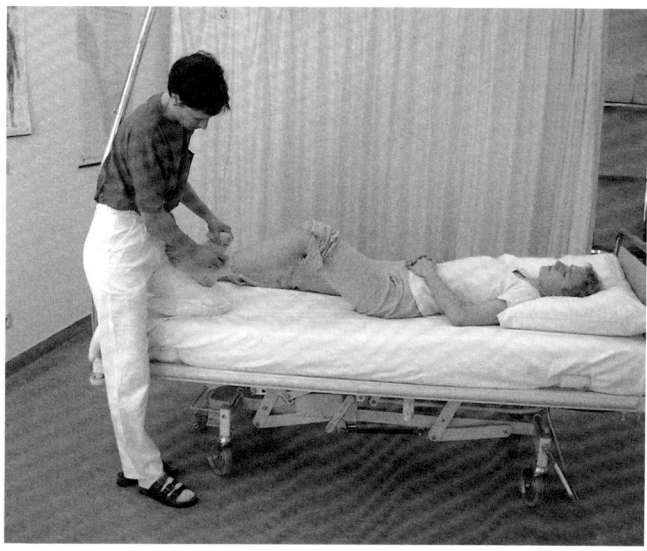

Abb. 8: Es ist manchmal eine Erleichterung, wenn der Helfer sich mit einem Knie im Bett abstützen kann, anstatt in Vorneigung längere Zeit vor dem Bett zu stehen. Diese Stellung vergrößert die Unterstützungsfläche nach vorne und erleichtert es, den Rücken aufzurichten. Hier bandagiert der Helfer den linken Unterschenkel.

2.5 Bekleidung

Für den Helfer spielt auch die Bekleidung eine Rolle. Hosen sind bei Frauen besser als z. B. Schwesternkleider, da man in ihnen mehr Bewegungsfreiheit hat. Die Bekleidung sollte keinesfalls die Beweglichkeit der Hüft- und Kniegelenke einschränken (▶ Abb. 29, ▶ Kap. 4.1).

Will der Helfer ein Gewicht bewegen, so muss er selbst eine kurze Wegstrecke zurücklegen. Damit der Rücken richtig in Streckung stabilisiert werden kann, muss die Bewegung mit Hilfe der Beine durchgeführt werden. Oft ist eine Schritt- oder Grätschstellung für den Helfer günstig, dabei darf die Kleidung auf keinen Fall behindern.

> **Merke**
>
> Rutschfeste Schuhe sind eine Voraussetzung für alle Griffe, bei denen der Helfer den Patienten zieht. Wenn der Helfer beim Gehen führt, ist es wichtig, dass er selber eine sehr gute »Bodenhaftung« mithilfe eines geeigneten Schuhwerkes hat. Manchmal überlastet der Helfer seinen Rücken deshalb, weil er den Patienten sichern will, selbst aber unsicher steht.
> Die Absätze der Schuhe sollten nicht höher als 4 cm sein.

3 Rückenschule

Auch wenn Ihre Arbeitstechnik gut ist, bleibt doch viel Gewicht, das Sie heben müssen. Es ist also unerlässlich zu wissen, in welcher Haltung der Rücken am wenigsten belastet wird. Unter dieser Voraussetzung können Sie manche Arbeitssituationen auch als ein Krafttraining für Ihren Rücken sehen.

Hier einige Übungen, die Ihnen helfen sollen, ein »Gefühl« für Ihren Rücken zu bekommen:

Vorsicht

Bei diesen Übungsbeispielen handelt es sich um ein vorbeugendes Bewegungsprogramm.

Sollten Beschwerden vorhanden sein oder sollten bei den Übungen Beschwerden auftreten, ist es notwendig, einen Arzt zu konsultieren und gegebenenfalls bei einem Physiotherapeuten ein genau abgestimmtes, individuelles Übungsprogramm für das jeweilige Rückenproblem zu erlernen.

3.1 Übungsvorschläge für die Körperhaltung

Übung 1: **Becken kippen (▶ Abb. 10)**

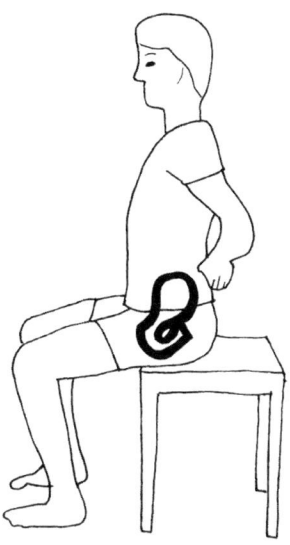

Die Wirbelsäule setzt mit dem Kreuzbein am Becken an. Das bedeutet, dass die Stellung des Beckens ausschlaggebend ist für eine aufrechte Haltung. (▶ Abb. 11).

Ist das Becken nach hinten gekippt, so ist die Lendenwirbelsäule nach hinten gebeugt. Wir können uns mit dem Oberkörper noch so sehr aufrichten, wir bleiben »krumm«.

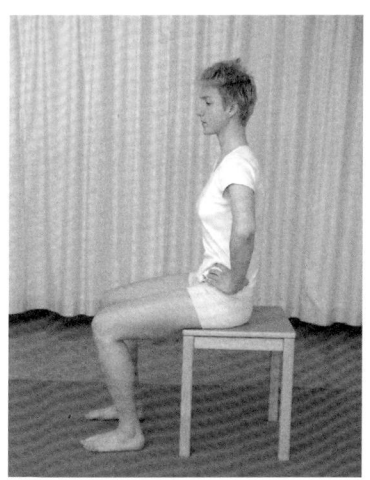

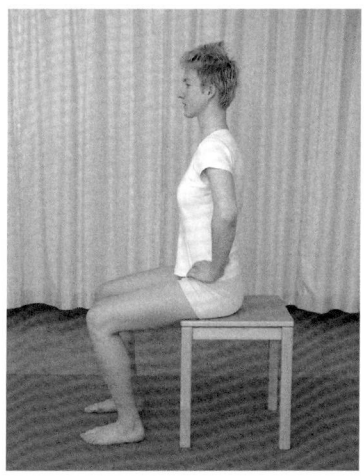

Abb. 10: Setzen Sie sich auf einen Hocker.
Für die erste Übung legen Sie die Hände an die Beckenschaufeln. Lassen Sie jetzt das Becken nach vorne und nach hinten kippen. Diese Bewegung findet in den Hüftgelenken und in der Wirbelsäule statt.

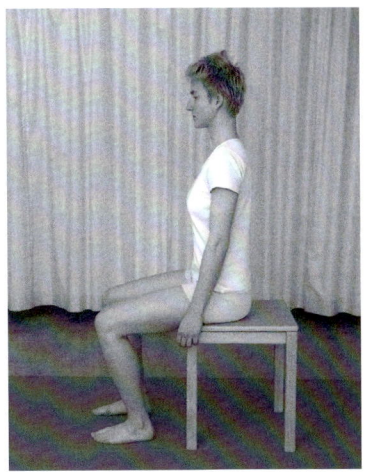

Abb. 11: Sie sitzen gerade, wenn das Becken aufgerichtet und nicht nach hinten gekippt ist (kein Hohlkreuz machen!). Rücken- und Bauchmuskulatur haben eine leichte Haltespannung.

 Tipp

Damit sich die Hüftgelenke frei bewegen können, sollten die Füße nicht zu nahe beieinander stehen. Der Hocker sollte so hoch sein, dass Sie die Füße gut am Boden abstützen können. Er sollte aber auch nicht zu niedrig sein, denn je stärker die Hüftgelenke gebeugt sind, desto schwieriger wird es, den Rücken aufzurichten.

 Vorsicht

Vorsicht beim Sitzen in tiefen Polstermöbeln: Wenn die Lendenwirbelsäule lange in Beugung »durchhängt«, werden die Bandscheiben einem erhöhten Druck ausgesetzt.

Übung 2: **Nach vorne schaukeln (▶ Abb. 12)**

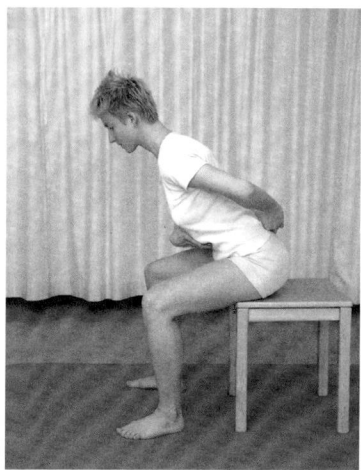

Abb. 12: Suchen Sie mit den Fingern einer Hand die Dornfortsätze der Lendenwirbel. Diese sind als Knochenvorsprünge gut tastbar (Kontrollabschnitt 1). Mit der zweiten Hand berühren Sie den Abstand zwischen dem Bauchnabel und der Brustbeinspitze, der untersten Knochenspitze des Brustbeines (Kontrollabschnitt 2).
Lehnen Sie sich nun etwas nach vorne und richten Sie sich wieder auf. In den zwei Kontrollabschnitten sollte keine Bewegung stattfinden. Dadurch bleibt Ihre Lendenwirbelsäule in Streckung, und die Bewegung findet in den Hüftgelenken statt. Am Anfang ist diese Übung nicht einfach. Beginnen Sie also mit kleinen Bewegungen und lassen Sie das Bewegungsausmaß erst größer werden, wenn die Wirbelsäule stabil gehalten werden kann.

Mit dieser Übung sollen Sie lernen, Ihre Wirbelsäule in Streckung zu stabilisieren, *obwohl* Sie den Oberkörper *nach vorne* bewegen. Das sind Situationen, die im Alltag ständig vorkommen, und zwar bei jeder Bewegung, die den Oberkörper nach vorne bringt.

Beim gleichzeitigen Anheben eines Gewichts wird es dann besonders schwierig, die Wirbelsäule gerade zu halten.

Übung 3: **Nach hinten schaukeln (▶ Abb. 13)**

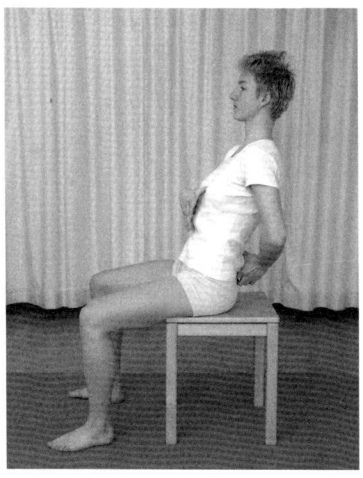

Abb. 13: Für die nächste Übung bleiben Sie mit den Händen an Ihren Kontrollpunkten (Bauchnabel-Brustbeinspitze und Dornfortsätze der Lendenwirbelsäule).
Bewegen Sie sich mit stabiler Wirbelsäule von der aufrechten Position ein wenig nach hinten und wieder vor in die aufrechte Position. Das ist ein Training für Ihre Bauchmuskeln und gleichzeitig eine gute Übung, um zu lernen »Haltung zu bewahren«.

Merke

Kräftige und ausdauernde Bauch- und Rückenmuskeln sollen für Ihren Rücken ein muskuläres Korsett bilden, das aktiv stabilisiert – beim Bewegen und ganz besonders beim Heben von Gewichten.

Übung 4: **Aufstehen** (▶ *Abb. 14*)

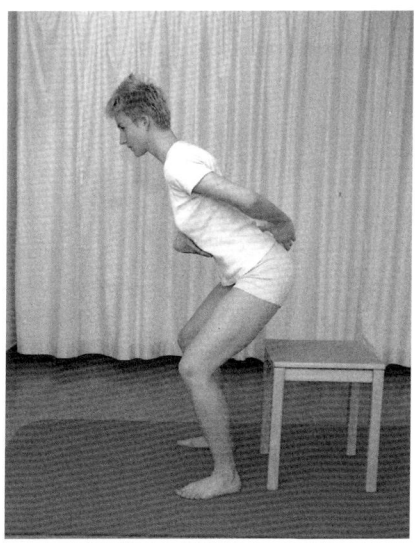

Abb. 14: Berühren Sie mit Ihren Händen die Kontrollabschnitte (Bauchnabel-Brustbeinspitze und Dornfortsätze der Lendenwirbelsäule).
Lehnen Sie sich mit aufgerichteter Wirbelsäule nach vorne, bis Sie spüren, dass Ihr Körpergewicht von den Füßen übernommen wird. Das ist dann der Fall, wenn Knie und Schultern von der Seite gesehen über den Vorfüßen sind. Der Kopf ist jetzt sogar vor den Füßen. Nun können Sie aufstehen.

Tipp

Das Aufstehen mit Patienten gelingt ebenfalls am besten, wenn Schultern, Knie und Füße übereinander eingeordnet sind. Jede Abweichung zwingt zu Ausweichbewegungen, und der Patient braucht mehr Unterstützung.

Übung 5: **Richtiges Bücken (▶ Abb. 15)**

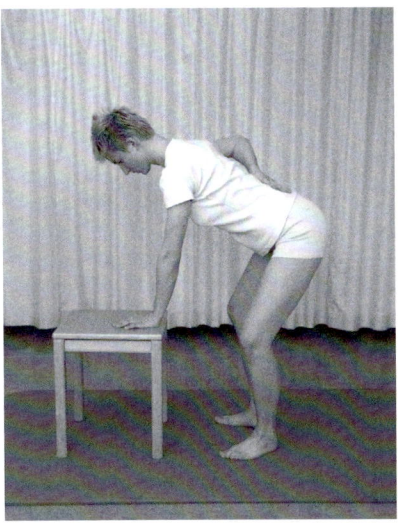

Abb. 15: Stellen Sie sich so hin, dass Ihre Füße beckenbreit auseinander stehen und die Fußspitzen leicht nach außen gedreht sind.
Berühren Sie mit Ihren Händen die Kontrollabschnitte (Bauchnabel-Brustbeinspitze und Dornfortsätze der Lendenwirbelsäule).
Beugen Sie sich nun mit stabiler Wirbelsäule nach vorne. Die Bewegung findet in den Hüftgelenken statt, gleichzeitig müssen Sie Ihre Knie beugen und das Gesäß nach hinten bewegen. Die Knie zeigen über die Fußspitzen und nicht nach innen. Als Variante können Sie mit einer Hand z. B. zu einem Sessel hinuntergreifen.

Sie können diese Übung auch variieren, indem Sie sich in Schrittstellung bücken oder z. B. vor einem Sessel stehen und üben, leichte Gegenstände von der Sitzfläche aufzuheben. Sie entwickeln auf diese Weise ein Gefühl für richtiges Aufrichten und Stabilisieren der Wirbelsäule beim Bücken und Heben.

> **Merke**
>
> Gehen Sie in die Knie und heben Sie Lasten mit möglichst aufgerichtetem Oberkörper an. Die Beugung der Kniegelenke sollte jedoch nie mehr als 90° betragen.

Übung 6: **Richtiges Drehen (▶ Abb. 16)**

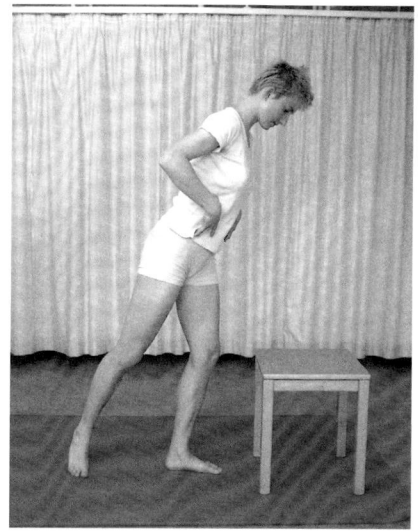

Abb. 16: Legen Sie im Stehen Ihre Hände zur Kontrolle an Rippen und Beckenkamm. Drehen Sie Sich jetzt zur Seite. Der Abstand zwischen Rippen und Beckenkamm sollte gleich bleiben, Oberkörper und Beckenbereich bewegen sich miteinander. Wenn sich der Abstand verändert, dann findet die Drehung in der Wirbelsäule statt. Das soll jedoch beim Heben vermieden werden. Es ist wichtig, dass Sie diese Bewegung aus Ihren Hüftgelenken machen. Dazu müssen die Beine in leichter Schritt- oder Grätschstellung stehen und mitdrehen. Die Knie dürfen nicht in Streckung blockiert sein.

Merke

Drehbewegungen des Rumpfs beim Heben belasten die Bandscheiben und die Zwischenwirbelgelenke stark. Deshalb sollten Sie beim Drehen das Becken mitbewegen.

(Vgl. Klein-Vogelbach 2012, Funktionelle Bewegungslehre).

3.2 Übungsvorschläge für Gleichgewicht und Koordination

Übung 7: Fußschaukel (▶ Abb. 17)

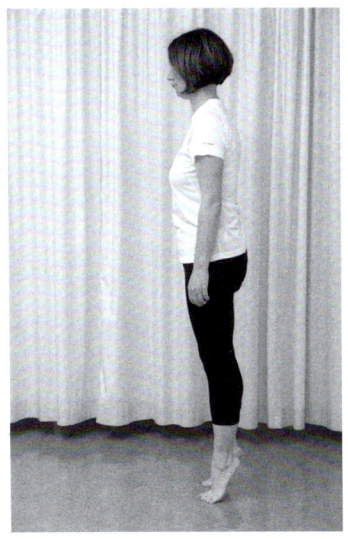

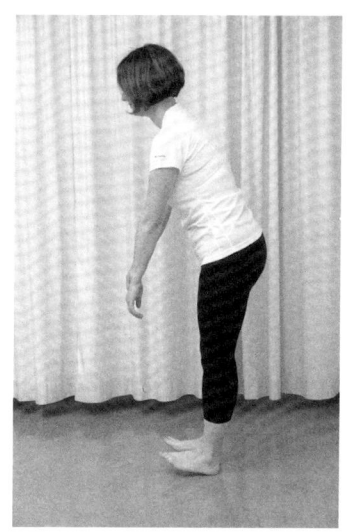

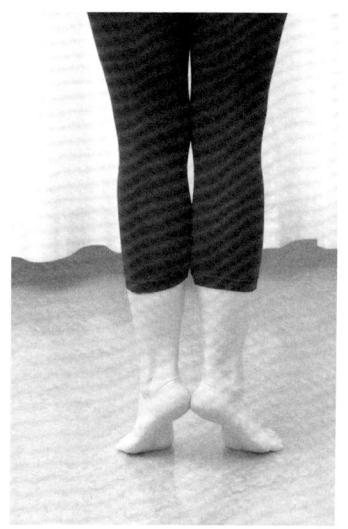

Abb. 17: Fußschaukel

Stellen Sie sich aufrecht hin, die Füße eine Handbreit voneinander entfernt. Nun rollen Sie 10 x auf die Vorfußballen – und zurück – auf die Fersen.

Bleiben Sie bei der 10. Wiederholung auf den Vorfußballen stehen und drücken Sie die Fersen zusammen.

Diese Position 10 Sekunden halten. Sie spüren beim Zusammendrücken der Fersen deutlich einen Spannungsaufbau am ganzen Rumpf.

Danach wieder in die Ausgangsposition, entspannen und die Füße auslockern.

Übung 8: **Einbeinstand (▶ Abb. 18)**

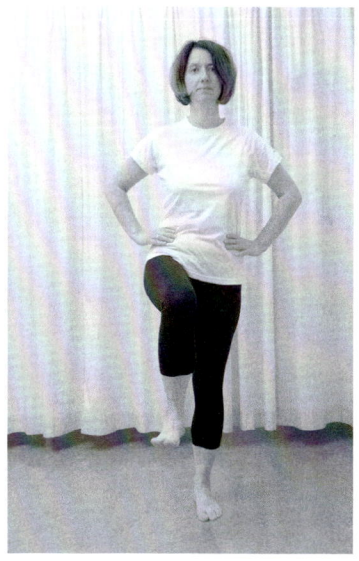

Heben Sie ein Bein an und bringen Sie es in eine 90°-Stellung für Hüft- und Kniegelenk. Halten Sie diese Position für mindestens 10 Sekunden.

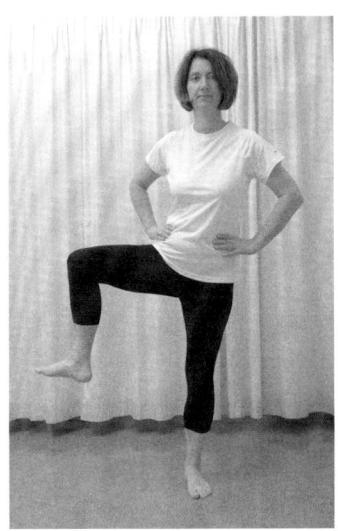

Abb. 18: Einbeinstand

Als zusätzliche Variante können Sie das angebeugte Bein zur Seite bewegen und zurück. Achten Sie dabei darauf, dass das Becken des Standbeins ruhig gehalten wird und sich nicht mitdreht. Sie können zur Kontrolle die Hände an die Beckenkämme legen.

Üben Sie anschließend mit dem anderen Bein.

> **Merke**
>
> Diese Übung hilft Ihnen zu lernen, die Beine unabhängig vom Rumpf zu bewegen. Das ist für eine gute Kontrolle des Rumpfes bei Hebetätigkeiten wichtig.

Übung 9: **Ausfallschritte (▸ Abb. 19)**

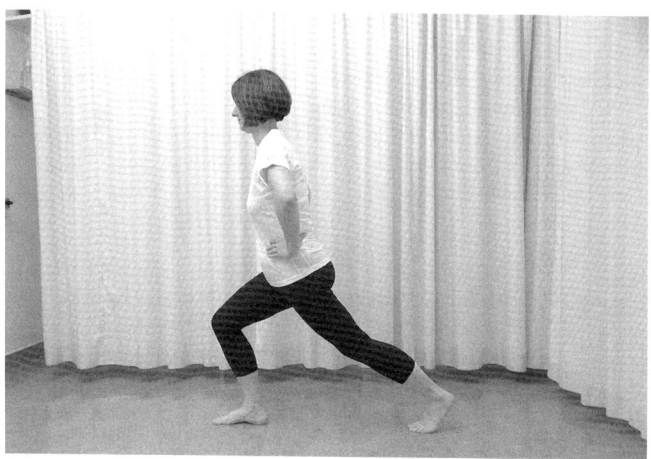

Abb. 19: Ausfallschritt

Stellen Sie sich zunächst gerade hin. Nun machen Sie einen Schritt nach vorne und wieder in die Ausgangsposition. 5–10 Mal wiederholen.
Üben Sie anschließend mit dem anderen Bein.

Sie können auch am Boden Punkte mit Kreide aufmalen und so Ziele vorne und seitlich ansteuern. Mit dieser Übung trainieren Sie Reaktionsvarianten.

3.3 Übungsvorschläge zur Dehnung

Nach einem anstrengenden Arbeitstag können Sie Ihre ermüdete und verspannte Muskulatur auf ihre volle Länge dehnen. Das wirkt entspannend und erfrischend.

Dehnungen brauchen jedoch Zeit. Sie sollten eine Dehnstellung einnehmen und sie für 10–15 Sekunden halten. Jede Dehnung wird dreimal wiederholt. Ein »Dehngefühl« ist normal. Es darf ziehen, Schmerzen dürfen jedoch nicht auftreten.

Übung 10: **Dehnung der rückseitigen Oberschenkelmuskulatur (▶ Abb. 20)**

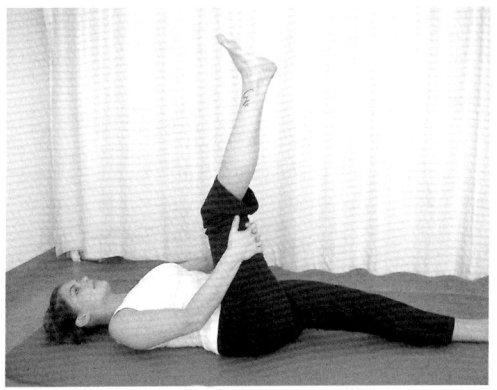

Abb. 20: Ziehen Sie in Rückenlage ein Knie zum Bauch und verschränken Sie die Hände unter der Kniekehle. Die Schultern und das zweite Bein bleiben auf der Unterlage liegen. Beginnen Sie nun das Knie zu strecken, bis Sie in der Kniekehle oder am Oberschenkel ein Ziehen spüren.

Die Dehnstellung einnehmen und für 10–15 Sekunden halten. Üben Sie anschließend mit dem anderen Bein. Jede Dehnung wird dreimal wiederholt.

Übung 11: **Dehnung der unteren Rückenstrecker und Hüftstrecker (▶ Abb. 21)**

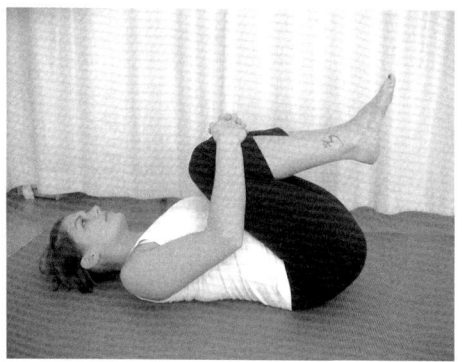

Abb. 21: Dehnung unterer Rücken

Umfassen Sie in Rückenlage beide Knie mit den Händen und ziehen Sie die Knie in Richtung der Schultern.

Übung 12: **Dehnung der Gesäßmuskulatur (▶ Abb. 22)**

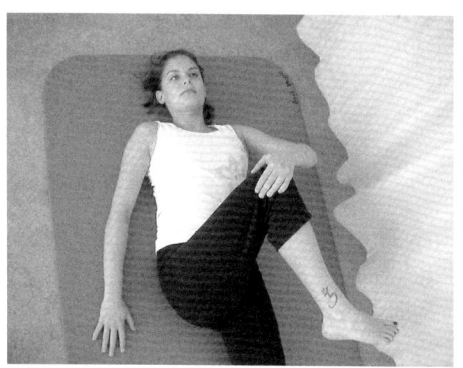

Abb. 22: Dehnung Glutäen

Ziehen Sie in Rückenlage das Knie des angebeugten rechten Beines in Richtung der gegenüberliegenden Schulter. Anschließend mit dem anderen Bein üben.

Übung 13: **Dehnung der vorderen Oberschenkelmuskulatur (▶ Abb. 23)**

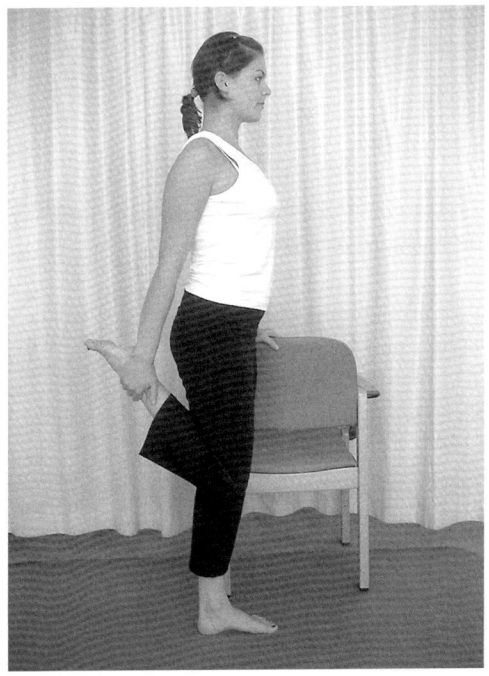

Abb. 23: Stellen Sie sich zu einem Haltegriff.
Halten Sie sich links daran an, beugen Sie Ihr rechtes Knie und ergreifen Sie mit der rechten Hand den Rist. Bewegen Sie nun das rechte Knie nach hinten, bis Sie am Oberschenkel ein Dehngefühl spüren.
Weichen Sie nicht in ein Hohlkreuz aus.
Üben Sie anschließend mit dem anderen Bein.

Übung 14: **Dehnung der oberen Rückenstrecker und Schulterblattmuskulatur (▸ Abb. 24)**

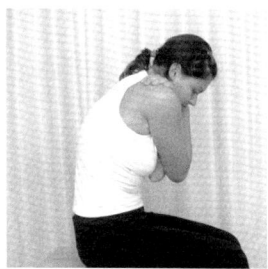

Abb. 24: Dehnung Obere Rückenstrecker

Die Arme vor dem Brustkorb überkreuzen und die Brustwirbelsäule beugen, bis ein Dehngefühl zwischen den Schulterblättern entsteht.

Übung 15: **Dehnung der Nackenmuskulatur (▸ Abb. 25)**

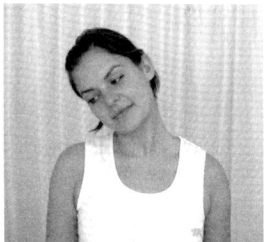

Abb. 25: Setzen Sie sich auf einen Hocker. Bewegen Sie das rechte Ohr in Richtung rechter Schulter. Die Augen schauen am rechten Knie vorbei. Schieben Sie nun die linke Hand in Richtung Boden, bis ein Dehngefühl zwischen linker Schulter und Nacken entsteht. Sie sollten dabei den Oberkörper nicht mitbewegen und den Kopf nicht zur Seite drehen. Die Dehnstellung einnehmen und für 10–15 Sekunden halten. Anschließend mit der anderen Seite üben. Jede Dehnung wird dreimal wiederholt.

Übung 16: **Dehnung des Brustmuskels und der vorderen Schultermuskulatur (▸ Abb. 26)**

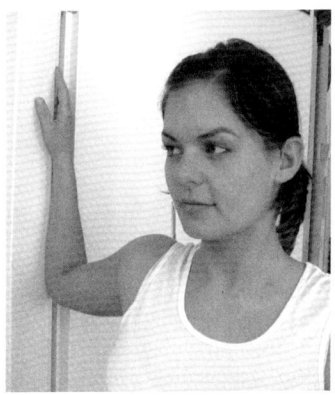

Abb. 26: Dehnung Brustmuskulatur

Stellen Sie sich in den Türrahmen und stützen Sie Ihren rechten Arm im 90°-Winkel der Schulter und des Ellenbogens gegen den Rahmen. Nun so weit nach vorne lehnen, bis ein Dehngefühl in der vorderen Brustmuskulatur entsteht. Üben Sie anschließend mit der anderen Seite.

3.4 Übungsvorschläge zur Entspannung

Übung 17: Becken schaukeln (▸ Abb. 27)

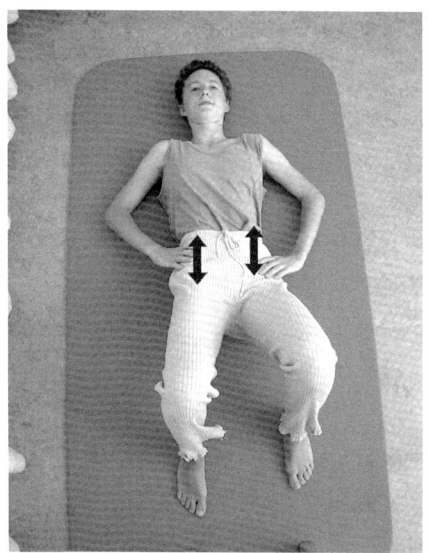

Abb. 27: Rückenlage, die Beine sind angestellt. Legen Sie die Hände rechts und links auf die Beckenschaufeln. Ziehen Sie nun die rechte Beckenschaufel in Richtung der rechten Schulter, anschließend die linke Beckenschaufel in Richtung der linken Schulter. Es kommt zu Seitwärtsbewegungen des Beckens und der Wirbelsäule. Jetzt die Bewegungen kleiner werden lassen, nur mehr leicht und entspannt schaukeln. Nicht ruckartig bewegen! Das Becken soll sich nicht von der Unterlage abheben.

Die Rückenmuskeln werden durch diese kleinen Bewegungsausschläge besser durchblutet und entspannt.

Übung 18: **Entspannung**

Die Yoga-Übung »Der Schwamm« ist eine Stellung der vollkommenen Entspannung (vgl. Kareen Zebroff: Yoga für Jeden. Fischer Taschenbuch Verlag GmbH, Frankfurt am Main, Oktober 1975).

Legen Sie sich auf den Rücken. Die Arme liegen neben dem Körper mit den Handflächen nach unten.

Spannen Sie nach und nach den ganzen Körper an (etwa 5 Sekunden) und entspannen Sie anschließend (etwa 5 Sekunden).

1. Die Zehen weit wegstrecken. 5 Sekunden verharren; entspannen.
2. Die Füße in den Knöcheln beugen und die Zehen in Richtung Kopf biegen. Verharren; entspannen.
3. Die Kniekehlen auf die Unterlage drücken.
4. Die Beine ausstrecken und die Zehen zueinander drehen, indem die Fersen nach außen/oben bewegt werden.
5. Die Gesäßbacken zusammenkneifen.
6. Den Bauch so weit wie möglich ein- und hochziehen.
7. Ein Hohlkreuz machen und die Brust herausstrecken.
8. Die Arme ausstrecken mit den Handflächen nach unten. Nun die Finger in Richtung Kopf biegen.
9. Die Ellbogen beugen und die Hände vom Handgelenk aus nach außen Richtung Schultern biegen.
10. Eine Faust machen und die Arme ganz langsam mit Gegendruck ausbreiten, bis sie in Schulterhöhe sind.
11. Die Schulterblätter zusammenziehen.
12. Die Schultern bis zu den Ohren hochziehen.
13. Die Mundwinkel nach unten ziehen.
14. Die Zungenspitze gegen den Gaumen drücken.
15. Den Mund spitzen, die Nase kraus ziehen und die Augen ganz fest zudrücken.
16. Mit geschlossenem Mund lächeln.
17. Mit geschlossenem Mund langsam gähnen.
18. Den Hinterkopf fest gegen den Boden drücken.
19. Die Stirn runzeln.

Anschließend entspannen und für 10 Minuten liegen bleiben.

Unser Körper muss erst wieder lernen, tief zu entspannen. Nach einiger Übung werden Sie soweit sein, dass Sie sich schon entspannen können, ohne die gesamte Übung durchzuführen.

4 Techniken

Vorsicht

Die Sicherheit muss bei allen Techniken sowohl für den Patienten als auch für den Helfer gewährleistet sein. Gehen Sie kein Risiko ein! Bitten Sie einen Kollegen, zur Unterstützung dabeizubleiben, wenn Sie eine neue Technik anwenden möchten.

4.1 Becken heben

Tipp

Das Becken zu heben ist

- eine gute Hilfe bei einigen Techniken, mittels derer der Patient im Bett hinauf oder zur Seite bewegt wird (▶ Kap. 4.3 und ▶ Kap. 4.4);
- eine Aktivität, die der Patient braucht, um kleine Entlastungen (vor allem für die Haut) im Liegen vorzunehmen;
- eine Vorbereitung für alle Aktivitäten im Sitzen und besonders für das Stehen, da die Hüftmuskulatur und die Streckmuskulatur des Rumpfs aktiviert werden;

- eine bewährte pflegerische Methode, um z. B. eine Krankenunterlage unter das Becken legen zu können oder um im Liegen eine Hose anzuziehen.

Viele Patienten sind in der Lage, das Becken zu heben, wenn die Beine angebeugt sind und die Füße nicht wegrutschen können.

Der Helfer beugt die Beine des Patienten nacheinander an, indem er mit einer Hand unter der Kniekehle und mit der zweiten Hand am Fuß hilft (▶ Abb. 28).

Ist der Patient in der Lage mitzuhelfen, dann wartet der Helfer seine Aktivität ab und hilft erst, wenn der Patient nicht mehr selbst weitermachen kann oder es zu anstrengend für ihn wird.

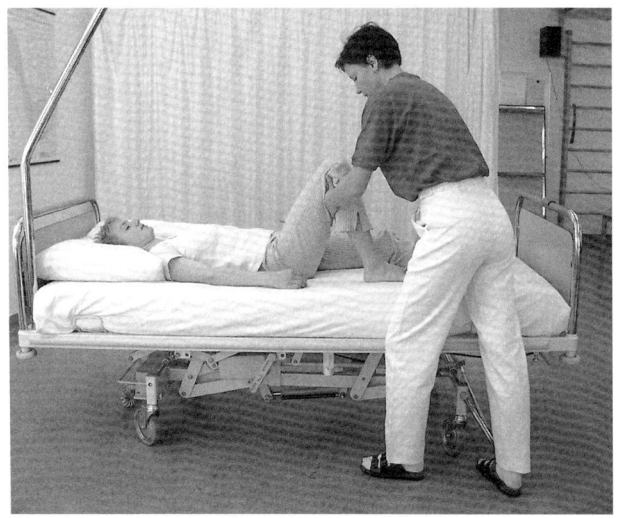

Abb. 28: Der Helfer hilft, das Bein anzubeugen. Er steht mit seinem Körper so, dass er die zu hebende Last vor sich hat. Die Wirbelsäule bleibt aufgerichtet und verdreht sich nicht. Die Beine stehen in Schritt- oder Grätschstellung. Die Knie sind leicht gebeugt und bleiben deshalb frei beweglich.

> **Merke**
>
> Wenn der Helfer beide Beine des Patienten gleichzeitig anhebt, ist er gezwungen, mit seinem Oberkörper stark in Beugung zu gehen. Zusätzlich wird der Lastarm länger und damit die Hebearbeit größer. Das Gewicht beider Beine ist außerdem deutlich schwerer zu heben, weil der Patient kaum mithelfen kann.

Sind beide Beine angestellt, kann der Patient versuchen, sein Becken zu heben. Der Helfer muss dabei meistens die Füße fixieren, sonst rutschen sie weg, und der Patient kann sich nicht mehr hochdrücken. Die Füße können mit einer Hand, mit leichtem Druck über dem Rist nach unten, fixiert werden. (▶ Abb. 34, ▶ Kap. 4.3.1) oder indem der Helfer das Wegrutschen mit seinem Knie verhindert (▶ Abb. 29)

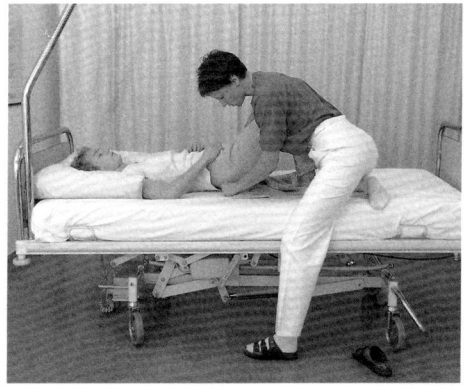

Abb. 29: Möchte der Helfer dem Patienten eine Hose anziehen, so benötigt er dazu beide Hände. Um die Füße des Patienten zu fixieren, stützt er sich mit seinem Knie vor dessen Füßen auf. Nicht auf dem Fuß des Patienten abstützen, das wäre sehr schmerzhaft! Der Patient muss sein Becken nur um wenige Zentimeter heben, damit der Helfer ihm eine Hose hochziehen oder eine Einlage unterlegen kann.

Tipp

Viele Patienten halten sich am Trapez fest, wenn sie ihr Becken heben wollen. Das ist keine Erleichterung, sondern eine *Erschwernis,* denn auf diese Weise muss der *ganze Oberkörper* angehoben werden.

Will der Helfer den Patienten auf das Steckbecken setzen, so muss dieser bereits sehr gut das Becken heben können. Ansonsten ist es leichter, den Patienten zu drehen (▶ Kap. 4.2.3).

4.2 Zur Seite drehen

4.2.1 Drehen mit stabilisiertem Rumpf

Auf diese Art zu drehen ist z. B. bei Patienten mit Wirbelsäulenbeschwerden notwendig.
Beide Beine werden nacheinander angebeugt. Nun bewegt der Helfer *gleichzeitig* Knie und Oberkörper zu sich her (▶ Abb. 30).

Tipp

Je besser die Knie des Patienten angebeugt werden können, desto leichter gelingt dann das Drehen.

Schwer zu drehen sind Patienten, deren Hüft- oder Kniegelenke in Streckung versteift sind. Durch die fehlende Beugung der Beine rollt der Patient wieder zurück auf den Rücken. Die Unterstützung eines zweiten Helfers ist hier von Vorteil.

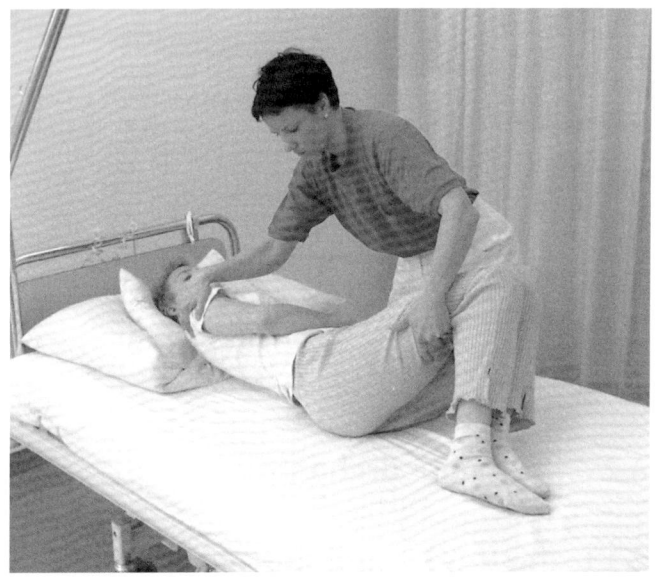

Abb. 30: Der Helfer steht in Grätschstellung leicht nach vorne gebeugt, stabilisiert aber seinen Rücken in Streckung. Er kann die Belastung für den Rücken reduzieren, indem er sich mit den Oberschenkeln am Bett abstützt.

4.2.2 Drehen mit Rumpfdrehung

Es werden zuerst die Knie und dann der Oberkörper zur Seite gedreht. Diese Methode ist geeigneter, wenn der Patient üben soll, sich selbst zu drehen, da er auf diese Weise seine Bewegung besser kontrollieren kann. Zusätzlich übt er für die Aufrechterhaltung seiner Rumpfbeweglichkeit.

Der Helfer bewegt die angebeugten Knie zu sich her. Sind die Beine ausreichend gebeugt, dann ist dazu wenig Kraft notwendig. Anschließend dreht er den Oberkörper zur Seite (▶ Abb. 31).

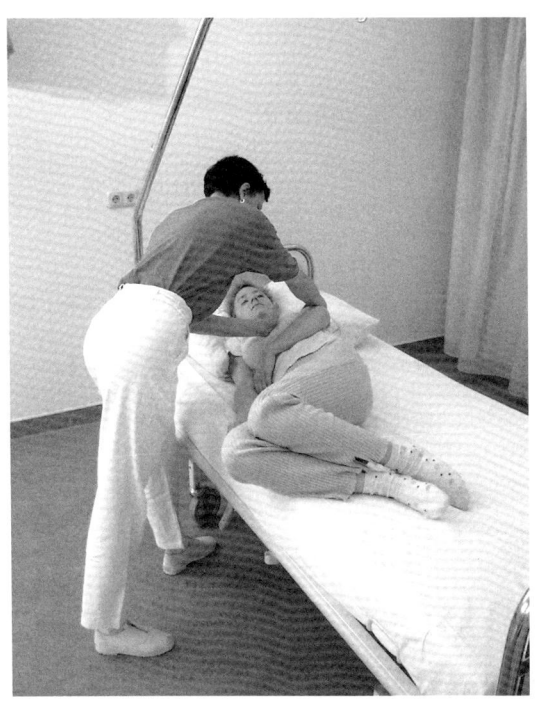

Abb. 31: Der Helfer bewegt den rechten Arm des Patienten etwas zur Seite. Den linken Arm legt er auf dessen Oberkörper. Nun dreht er den Oberkörper zu sich her. Der Helfer sollte mit seinem Griff am Schulterblatt ansetzen und nicht am Arm ziehen. Das ist besonders wichtig bei Patienten mit einer Lähmung am Arm. Um dem Patienten Sicherheit zu vermitteln, stützt der Helfer ihn mit der zweiten Hand am Brustbein ab.

Manche Patienten haben aufgrund eines gestörten Gleichgewichts *Angst* beim Drehen. Dieses Gefühl sollte man immer ernst nehmen! Häufig hilft ein *langsames Tempo* beim Drehen. Der Helfer vermittelt zusätzlich Sicherheit über ein beruhigendes Abstützen am Brustbein des Patienten.

> **Merke**
>
> Der Helfer dreht den Patienten zu sich her, wenn er ihn zum Aufsetzen vorbereitet.
> Er dreht den Patienten von sich weg, wenn er ihn zu sich ziehen möchte.

4.2.3 Dem Patienten ein Steckbecken geben

Der Helfer bringt nacheinander beide Beine in Beugung und bewegt anschließend die Knie von sich weg. Dadurch wird das Becken zur Seite gedreht. Je mehr die Knie gebeugt werden können, desto besser. Jetzt das Steckbecken zum Gesäß bringen und mit einer Hand halten, mit der zweiten Hand unter die Kniekehlen greifen und Becken und Steckbecken miteinander zurückdrehen (▶ Abb. 32 und ▶ Abb. 33).

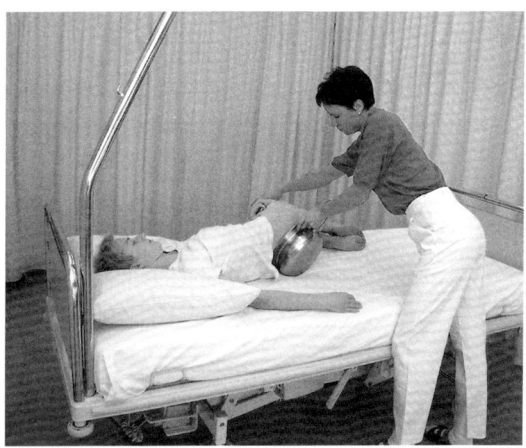

Abb. 32: Der Helfer dreht das Becken des Patienten von sich weg zur Seite und schiebt das Steckbecken unter das Gesäß.

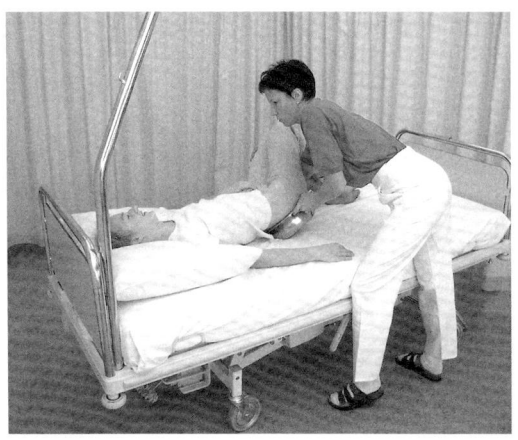

Abb. 33: Der Helfer greift unter beide Kniekehlen und dreht Becken und Steckbecken zurück. Er steht in Schrittstellung und kann sich mit den Oberschenkeln oder Knien am Bett abstützen. Dadurch ist es leichter, beim Vorneigen den Oberkörper in Streckung zu stabilisieren.

Ist der Topf nicht an der richtigen Stelle, so sollte der Helfer den Patienten noch einmal auf die Seite rollen und die Position des Steckbeckens korrigieren. Ist der Patient mit seinem Gewicht auf der Schüssel, kann nur mit viel Hebebelastung eine Korrektur erreicht werden.

4.3 Im Bett zur Seite bewegen

4.3.1 Der Patient kann mithelfen

Der Patient liegt am Rücken. Der Helfer hilft die Beine anzubeugen und fixiert mit einer Hand die Füße mit leichtem Druck nach unten, damit sie nicht wegrutschen. Jetzt wird der Patient aufgefordert, das Becken zu heben. Der Helfer greift nun mit der zweiten Hand unter dem Becken des Patienten durch und hilft bei der Bewegung zur Seite (▶ Abb. 34).

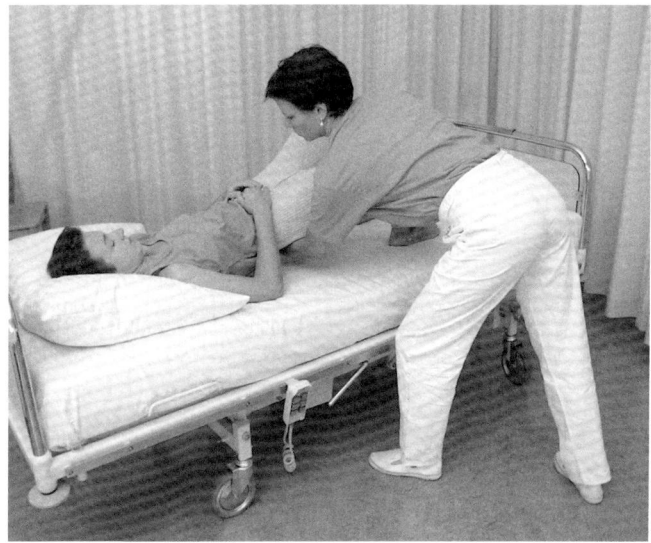

Abb. 34: Der Patient kann das Becken anheben. Der Helfer greift unter dem Becken durch und unterstützt die Bewegung zur Seite. Er steht dabei in Schrittstellung und zieht den Patienten durch eine Gewichtsverlagerung auf das hintere Bein mit sich mit. Ein Zug zur Seite ist ausreichend. Der Helfer sollte kein Gewicht übernehmen.

Anschließend wird der Oberkörper zur Seite bewegt. Der Helfer fordert den Patienten auf, den Kopf zu heben, greift mit beiden Händen von oben unter die Schultern des Patienten und schwenkt ihn zu sich her (▶ Abb. 35).

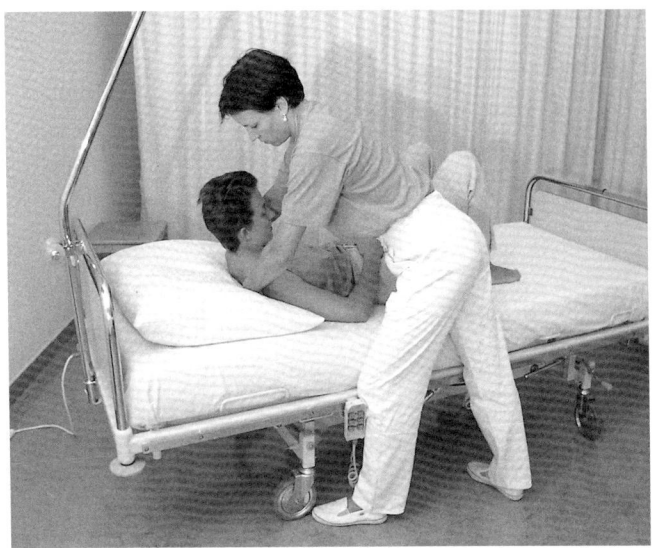

Abb. 35: Wenn der Patient den Kopf hebt, spannt er auch seine Bauchmuskeln an und sein Oberkörper wird für den Helfer leichter. Nicht unnötig anheben – meist reicht ein Zug zur Seite.

4.3.2 Der Patient kann nicht mithelfen

Der Patient liegt am Rücken. Der Helfer bringt die Beine nacheinander in Beugung und dreht sie von sich weg zur Seite. Nun legt er den Arm des Patienten auf dessen Oberkörper und rollt ihn mit Unterstützung am Schulterblatt auf die Seite (▶ Abb. 36).

Merke

In Seitenlage hat der Körper weniger Auflagefläche. Am schwersten liegen das *Becken* und die *Schultern* auf. Unter diesen Punkten muss der Helfer unterstützen.

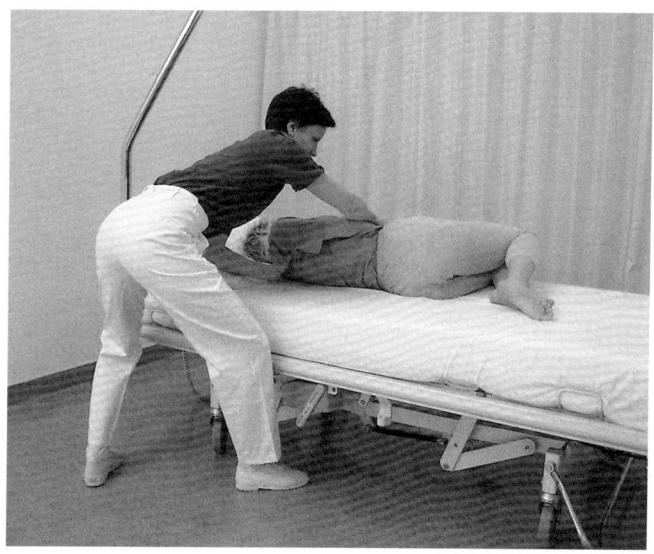

Abb. 36: Der Helfer dreht den Oberkörper des Patienten von sich weg auf die Seite. Seine Hilfe setzt am Schulterblatt an, er zieht nicht am Arm.

Zuerst mit einer Hand unter dem Becken durchgreifen, die zweite Hand kann dann leichter folgen (beim Durchgreifen die Matratze mit der Hand nach unten wegdrücken).

Die Hände müssen weit durchgreifen. Das Rutschen geht leichter, wenn das Becken auf den *Unterarmen* des Helfers aufliegt (▶ Abb. 37).

Der Helfer lehnt sich zurück und zieht mit seinem Gewicht den Patienten mit sich. Ist der Patient schwerer als der Helfer, dann kann sich der Helfer mit seinen Knien am Bett abstützen.

> **Merke**
>
> Der Helfer muss unter der schwersten Stelle unterstützen, weil hier die Auflage und damit der Reibungswiderstand am größ-

ten ist. Beim Becken sind die unterstützenden Hände daher nahe beieinander.

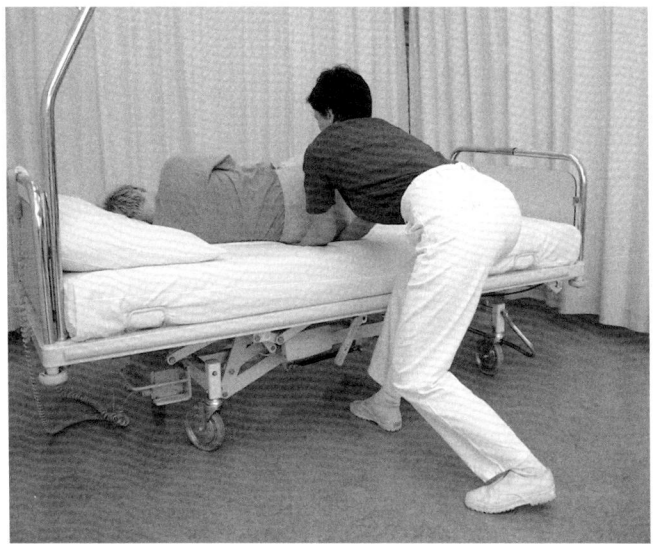

Abb. 37: Der Helfer lehnt sich zurück und zieht den Patienten mit sich. Er stützt sich mit seinen Füßen fest am Boden ab. Der Rücken wird in Streckung stabilisiert.

Nun greift der Helfer quer unter dem Oberkörper durch, unterstützt den Bereich Schulter-Oberarm und rutscht den Oberkörper in die gewünschte Lage (▶ Abb. 38).

Beim Rutschen ist die Belastung für die Lendenwirbelsäule wesentlich geringer als beim Heben. Viele Hebesituationen lassen sich mit dieser Rutschtechnik vermeiden.

Das Rutschen funktioniert deshalb so gut, weil gerade an den am schwersten aufliegenden Stellen mit den Händen die Reibung verringert wird.

> **Merke**
>
> Der Helfer dreht seinen Oberkörper zum Patienten, bevor er mit dem Ziehen beginnt. Er stabilisiert seinen Rumpf durch Anspannung der Bauch- und Rückenmuskulatur.

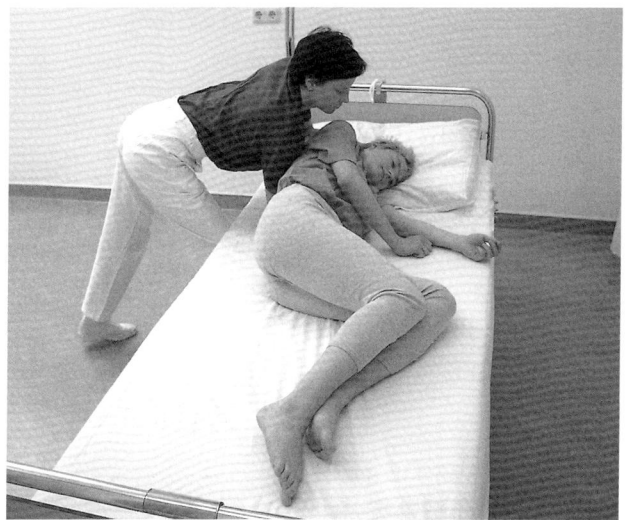

Abb. 38: Der Helfer greift mit einer Hand unter dem Oberkörper durch und zieht ihn zurück. Die zweite Hand unterstützt vorne am Brustbein.

Häufige Probleme:

- Der Helfer unterstützt an den Stellen, an denen er am leichtesten unter dem Patienten durchgreifen kann, und zwar mit einer Hand in der Taille und mit der anderen bei den Knien. Dadurch unterstützt er nicht die Stellen, an denen der Patient am schwersten aufliegt. Er muss heben, weil das Rutschen so nicht möglich ist.

- Der Helfer steht nicht in der Richtung, in die er ziehen möchte, und kann deshalb seine Kraft nicht gut einsetzen.

> **Tipp**
>
> Bei allen Griffen sollte der Helfer darauf achten, flächig zu greifen, um den Patienten nicht zu zwicken: Dazu werden die Fingergrundgelenke gebeugt, die Mittel- und Endgelenke bleiben gestreckt.

4.4 Im Bett Richtung Kopfende bewegen

4.4.1 Der Patient hilft mit den Beinen

Die Füße rutschen beim Beckenheben häufig Richtung Fußende weg, weil der Patient gleichzeitig mit der Hüftstreckung auch die Knie zu strecken beginnt. Diese Bewegung ist ohne Unterstützung oft zu schwierig (▶ Abb. 39).

Manchmal ist es ausreichend, wenn der Helfer die Beine anzubeugen hilft und dann die Füße fixiert, damit sich der Patient Richtung Kopfende wegschieben kann.

> **Tipp**
>
> Wenn aktivierende Techniken möglich sind, dann sollte ihnen der Vorzug vor Hebetechniken gegeben werden, weil sie für den Patienten eine Bewegungsübung darstellen und ihm auch ein Stück Vertrauen in seine eigenen Fähigkeiten geben.

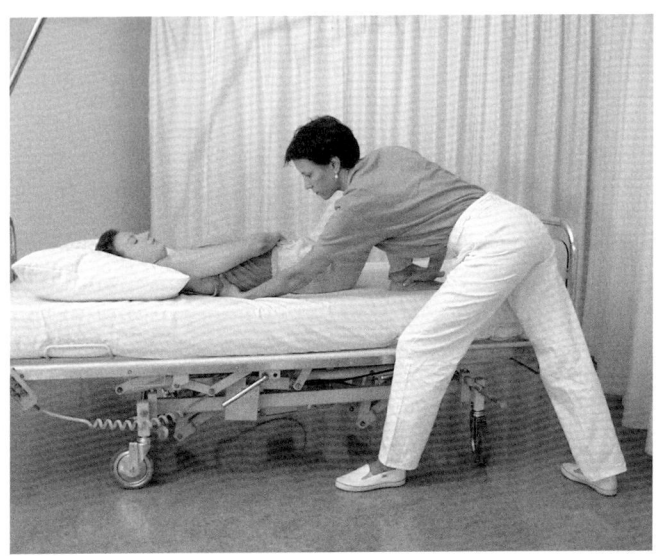

Abb. 39: Bei Patienten mit Lähmungen an einer Seite (z. B. Schlaganfallpatienten) wird der gelähmte Fuß in Beugung gebracht und fixiert. Der Helfer gibt nun mit einer Hand unter dem Schulterblatt der betroffenen Seite Unterstützung, um den Auflagedruck zu verringern, und hilft dem Patienten beim Hinaufrutschen. Der Helfer steht in Schrittstellung. Der Oberkörper ist zum Gewicht gedreht, der Rücken wird in Streckung belastet.

4.4.2 Der Patient kann mit den Armen mithelfen

In diesem Fall ist es eine gute Hilfe, wenn sich der Patient am Trapez anhalten kann, um das Gewicht des Oberkörpers zu verringern.

Der Helfer kann die Beine anbeugen und mit Unterstützung unter dem Becken helfen. Er soll Hebebelastung vermeiden und wenn möglich nur rutschen (▶ Abb. 40).

Der Helfer kann auch am Kopfteil des Bettes stehen, unter dem Oberkörper des Patienten durchgreifen und ihn zu sich hinauf rutschen (▶ Abb. 41).

Tipp

Beim Hinaufrutschen das Kopfteil des Bettes flach stellen, auch wenn das ein zusätzlicher Arbeitsschritt ist. Es ist mit wesentlich mehr Hubarbeit verbunden, wenn ein Patient auf einer schiefen Ebene hinaufgezogen wird.

Vorsicht

Bei Patienten mit akuter Herzinsuffizienz und Ruhedyspnoe darf das Kopfteil nicht abgesenkt werden!

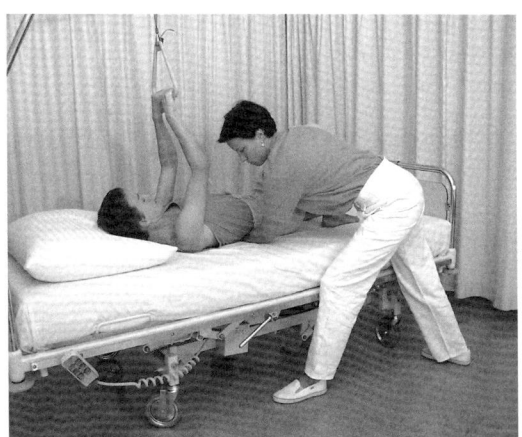

Abb. 40: Der Helfer gibt Unterstützung unter dem Becken. Er steht in Schrittstellung und stabilisiert seine Wirbelsäule in Streckung, indem er seine Bauch- und Rückenmuskulatur anspannt.

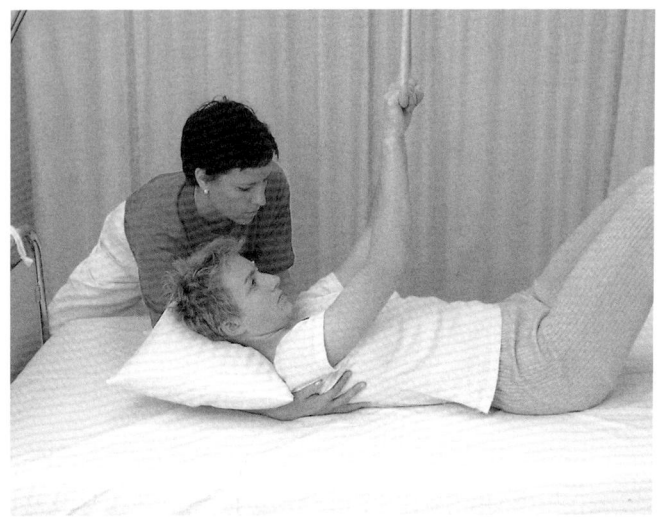

Abb. 41: Der Helfer gibt Unterstützung am Oberkörper unter den Schulterblättern. Er steht oberhalb des Patienten, damit er ziehen kann.

4.4.3 Patienten, die mit den Armen sehr gut mithelfen können

Manche querschnittsgelähmte oder oberschenkelamputierte Patienten können sich aufsetzen und das Becken im Langsitz zurückheben. Das ist ein gutes Training für Schulter- und Armmuskulatur, die für diese Patienten besonders wichtig ist (▶ Abb. 42).

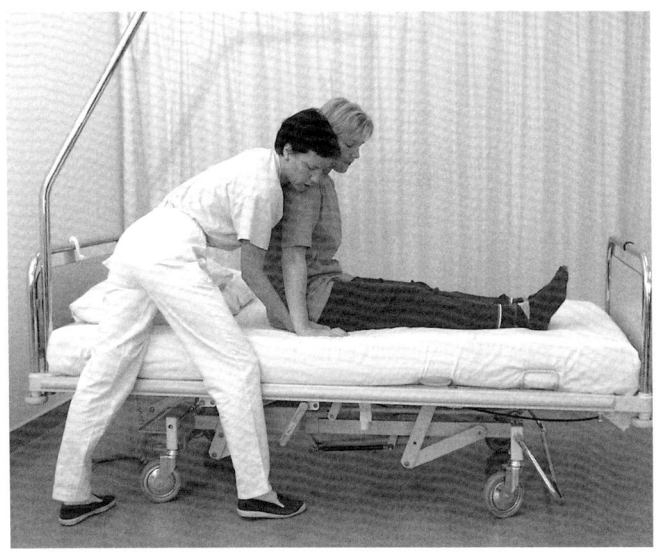

Abb. 42: Der Patient lehnt sich nach vorne und bringt mit Hilfe der Arm- und Rumpfmuskulatur das Becken nach hinten. Er verwendet dazu entweder den »Schinkengang« (▶ Kap. 4.11.3), oder er hebt das Becken gleichmäßig zurück. Der Helfer kann bei Bedarf Unterstützung am Oberkörper für die Verlagerung nach rechts und links geben oder unter dem Gesäß helfen.

4.4.4 Der Patient kann nicht mithelfen, der Helfer ist alleine

Den Patienten in Seitenlage zu bringen (▶ Kap. 4.2) und schräg Richtung Kopfende zu ziehen (Tipps zum Ziehen in Kap. 4.3.2) ist, richtig ausgeführt, auch bei schweren Patienten möglich.

Beim Hinaufrutschen im Bett *immer zuerst das Becken, dann den Oberkörper* ziehen (▶ Abb. 43).

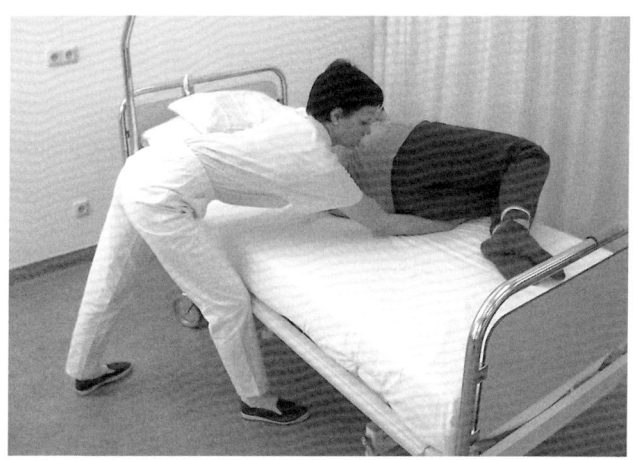

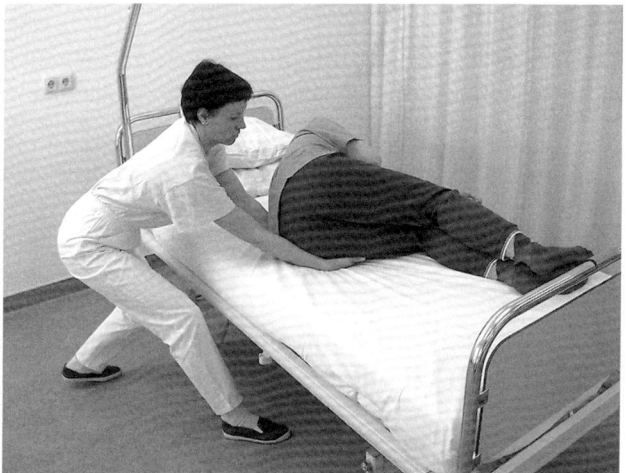

Abb. 43: Der Helfer steht in Schrittstellung in der Richtung, in die er ziehen möchte. Er greift weit unter dem Becken des Patienten durch. Indem er sich nach hinten lehnt, zieht er das Becken mit sich. Vor Beginn der Belastung den Rücken gerade richten und stabilisieren.

Soll der Patient anschließend wieder in Rückenlage gelagert werden, zieht der Helfer das Becken in die Mitte des Bettes zurück (▶ Abb. 44).

Anschließend wird der Oberkörper in die Mitte des Bettes gezogen. Bei inaktiven Patienten ist es notwendig, mit einer Hand den Kopf zu unterstützen, die zweite Hand hilft unter der Schulter.

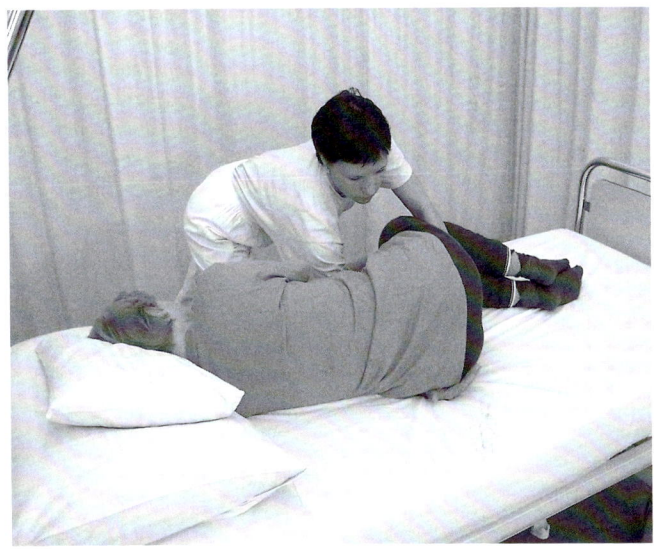

Abb. 44: Der Helfer greift mit einer Hand in die Kniekehlen, die zweite Hand unterstützt an der Stelle, an der das Becken am schwersten aufliegt.

4.4.5 Zwei Helfer unterstützen einen Patienten, der nicht mithelfen kann: »Dreiergriff«

Das ist ebenfalls ein Griff zum Rutschen.

Der Patient liegt auf dem Rücken. Um das Durchgreifen zu erleichtern, werden die Beine des Patienten angebugt und die Knie nach links gedreht. Der Helfer rechts vom Patienten kann jetzt seine Hand unter das Kreuzbein des Patienten legen. Seine zweite Hand unterstützt den Kopf.

Anschließend werden die Knie nach rechts gedreht, der zweite Helfer ergreift mit einer Hand die Hand seines Kollegen unter dem Kreuzbein und unterstützt mit der zweiten Hand unter den Kniekehlen des Patienten (▶ Abb. 45).

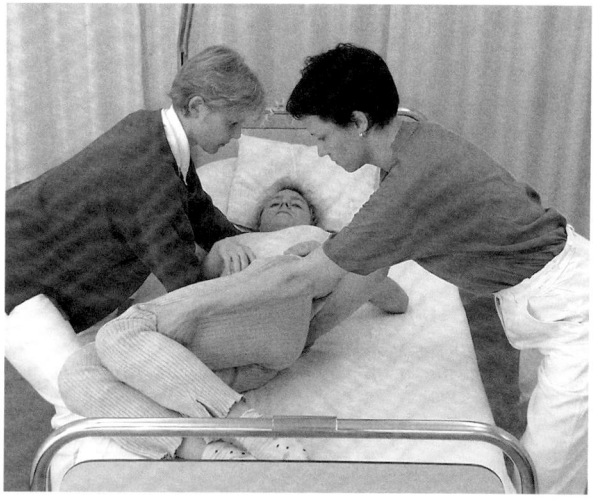

Abb. 45: Die Helfer drehen den Patienten zur Seite, um das Durchgreifen zu erleichtern. Sie unterstützen den Patienten unter dem Kreuzbein und jeweils mit einer Hand unter den Kniekehlen und unter dem Kopf.

Die Knie des Patienten werden wieder zur Mitte bewegt, damit das Gewicht des Beckens auf den Händen der Helfer ruht. Jetzt ziehen beide Helfer gleichzeitig den Patienten Richtung Kopfende (▶ Abb. 46).

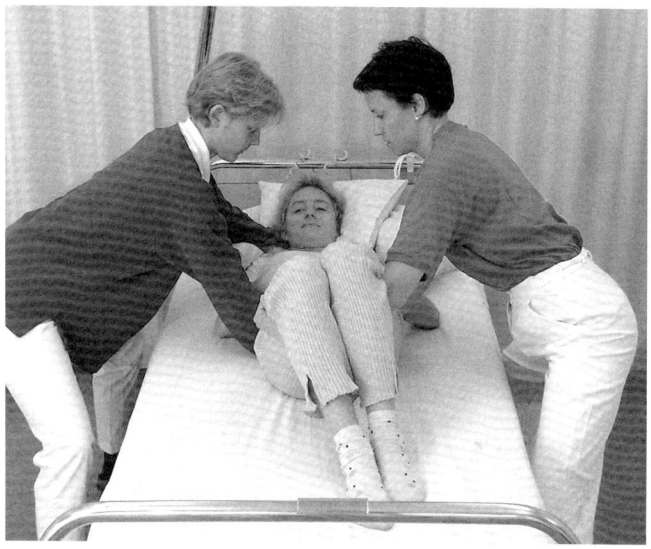

Abb. 46: Die Helfer ziehen den Patienten im Bett nach oben. Sie sollten in Grätschstellung und etwas weiter in Richtung Kopfende des Bettes stehen, damit sie das Gewicht zu sich ziehen können. Vor Beginn der Belastung wird die Wirbelsäule gestreckt und stabilisiert.

Auf manchen Abteilungen ist es üblich, ein Rutschtuch zu verwenden. Es handelt sich dabei meist um einen Durchzug, der unter dem Rumpf des Patienten liegt und beim Hinaufrutschen oder beim Seitwärtsrutschen eine gute Hilfe für zwei Helfer ist (▶ Abb. 47).

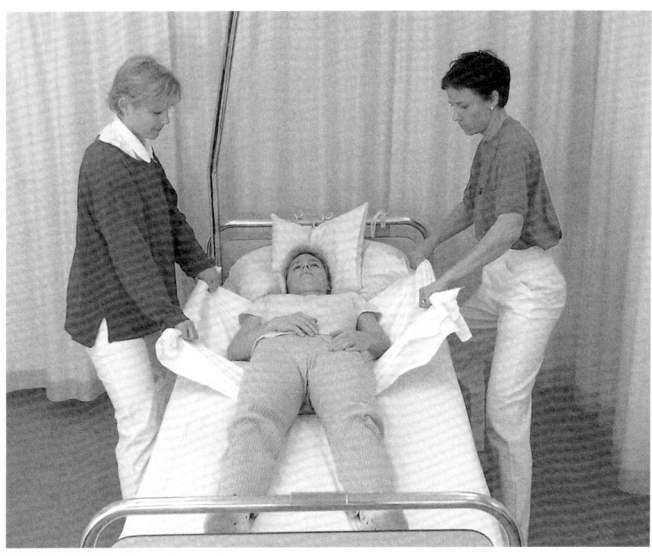

Abb. 47: Die Helfer verwenden ein Rutschtuch, um den Patienten Richtung Kopfende zu ziehen. Sie stehen in Grätschstellung und stabilisieren den Rücken in Streckung.

Eventuelle Probleme:

- Das Rutschtuch verführt zum Heben: Achten Sie darauf, dass Sie mit dem Rutschtuch nicht heben, sondern ziehen!
- Das Tuch ist verrutscht: In diesem Fall sollten Sie mit den Grifftechniken, die beim Ziehen angewendet werden, den Patienten in die richtige Position bringen.

4.5 Aufsetzen zum Querbettsitz

> **Merke**
>
> Es ist am besten, über die Seitenlage in den Sitz zu kommen, da das der ökonomischste Weg ist und für die Lendenwirbelsäule am schonendsten. Auch sich selbst sollte man auf diese Weise aufsetzen.

4.5.1 Vorbereitung

Der Helfer hilft dem Patienten, die Beine anzustellen. Es werden zuerst die Knie und anschließend der Oberkörper zum Helfer gedreht (▶ Kap. 4.2).

> **Tipp**
>
> Der Patient sollte nach dem Aufsetzen noch bis zu den Kniekehlen im Bett sein, damit er nicht aus dem Bett rutschen kann. Manche Patienten bekommen Angst, wenn sie zu knapp am Bettrand sitzen, und beginnen, den ganzen Rumpf zu strecken. Dadurch rutschen sie noch weiter aus dem Bett und sind für den Helfer sehr schwer zu sichern.

Der Helfer vergewissert sich, ob der Patient ausreichend weit im Bett ist, bevor er ihn aufsetzt. Das kann er am leichtesten beurteilen, wenn er die Oberschenkel des Patienten im rechten Winkel zum Bettrand bringt. Die Knie sollten in dieser Stellung nur knapp über den Bettrand reichen. Sind sie zu weit vorne, so kann er sie mit seinen Oberschenkeln zurückschieben (▶ Abb. 48).

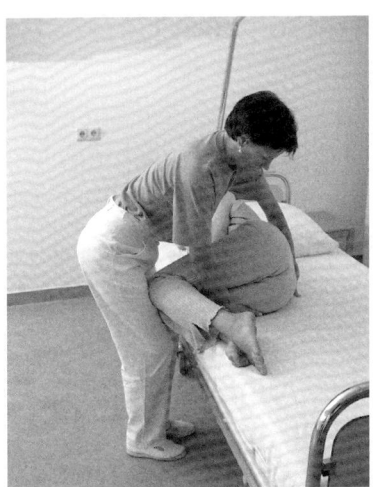

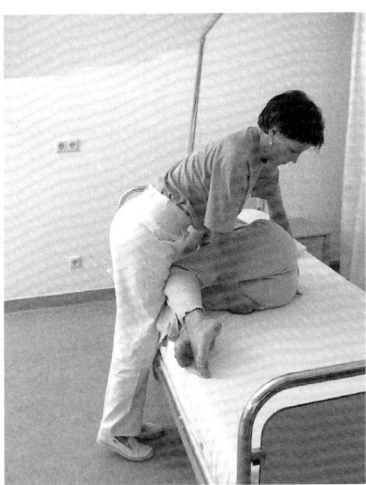

Abb. 48: Der Helfer kippt das Becken leicht nach vorne/oben und schiebt mit seinen Oberschenkeln die Knie des Patienten an. Der Helfer übernimmt die Belastung mit den Beinen, es sollte zu keiner Hebebelastung der Wirbelsäule kommen.

Jetzt bringt der Helfer die Unterschenkel aus dem Bett.
Die weitere Hilfestellung unterscheidet sich je nach Möglichkeiten der Mithilfe von Seiten des Patienten.

4.5.2 Der Patient kann mithelfen

Der Patient kann sich mit dem unten oder oben liegenden Arm hochdrücken.
Halbseitig gelähmte Patienten können lernen, auf die *betroffene Seite* zu rollen, um sich anschließend mit dem nicht betroffenen Arm vorne am Bettrand hochzudrücken (▶ Abb. 49).

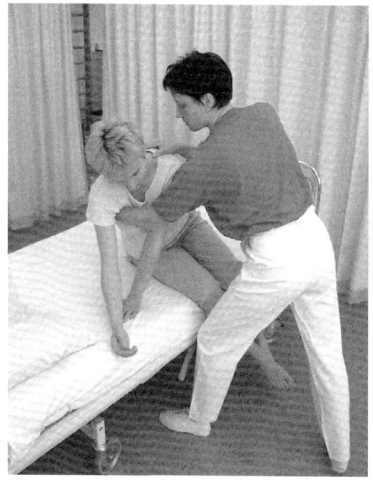

Abb. 49: Der Helfer unterstützt den Patienten beim Aufsetzen. Der Patient soll sich mit seiner oben liegenden Hand vor seinem Oberkörper abstützen und je nach seinen Fähigkeiten auch mit der unten liegenden Hand mithelfen. Der Helfer unterstützt mit einer Hand unter der Achsel mit Schub Richtung Brustkorb, wenn der Patient nicht mehr weiterkommt. Die zweite Hand des Helfers hilft dem Patienten, mit dem Oberkörper vorne zu bleiben.

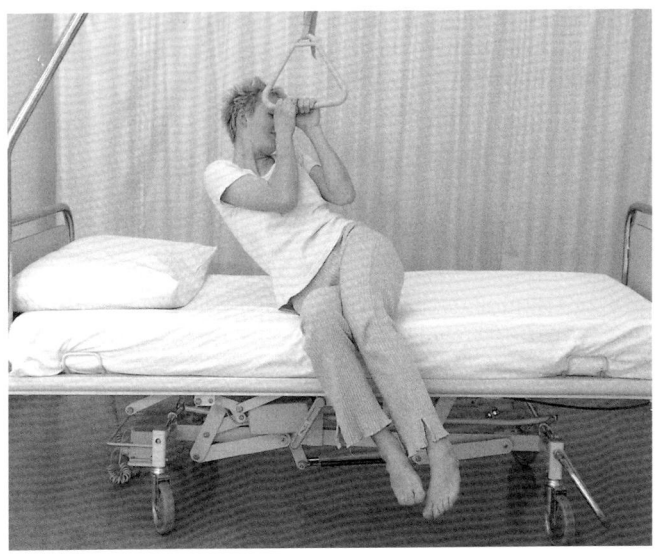

Abb. 50: Falsch: Es ist keine Hilfe, wenn sich der Patient zum Aufsetzen am Trapez anhält. Er kommt zwar mit dem Oberkörper vom Bett weg, kann aber dann nicht mehr weiter nach vorne kommen. Beim Aufsetzen ist das Trapez hinderlich!

Vorsicht

Für viele Patienten ist es schmerzhaft, wenn der Helfer am Oberarm unterstützt, daher unter die Achsel greifen und Hilfe am Brustkorb oder Schulterblatt geben.

Häufige Probleme:
Viele Patienten lehnen sich vor Angst aus dem Bett zu fallen nach hinten und müssen dann mit viel Kraft hochgezogen werden.

4.5.3 Der Patient kann nicht mithelfen

Der Patient wird in Seitenlage gebracht.
Der Helfer greift mit einer Hand unter der Achsel durch, sodass der Oberkörper des Patienten in seiner Ellenbeuge liegt. Nun schiebt die zweite Hand die Unterschenkel des Patienten aus dem Bett. Diese Gewichtsverlagerung lässt sich häufig ausnutzen, um anschließend auch den Oberkörper aufzurichten. Hilft das Gewicht der Beine nicht mit, den Oberkörper aufzurichten, dann ist es besser, mit der zweiten Hand an der obenliegenden Schulter des Patienten zu helfen. Jetzt den Patienten etwas nach vorne kippen und aufsetzen (▶ Abb. 51).

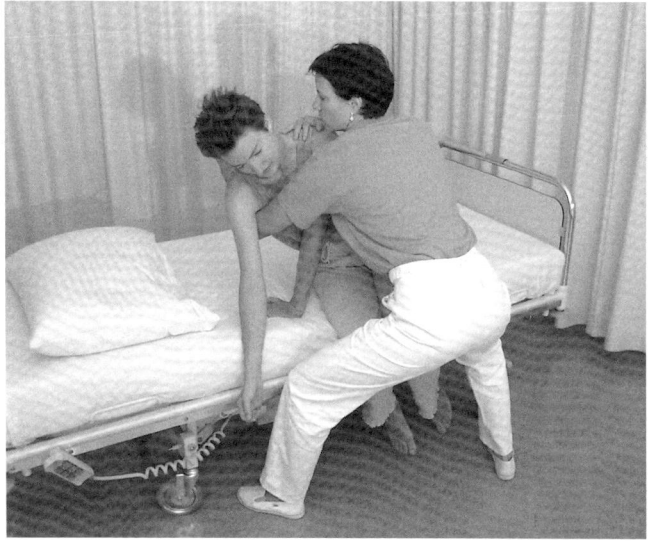

Abb. 51: Der Helfer unterstützt unter der Achsel des Patienten, holt den Oberkörper mit der zweiten Hand zu sich und richtet den Patienten auf. Er steht in Grätschstellung und bewegt sich aus den Beinen, der Rücken wird in Streckung stabilisiert.

> **Merke**
>
> Zum Aufsetzen muss der Oberkörper des Patienten ausreichend nach vorne gebracht werden. Der Lastarm und damit das den Helfer belastende Gewicht ist umso größer, je weiter der Oberkörper hinten liegt.

4.5.4 Hinlegen des Patienten

Hier wird in umgekehrter Reihenfolge wie beim Aufsetzen vorgegangen:
Den Patienten auf die Seite legen, dann erst die Beine ins Bett heben. Der Patient kann sich mit den Armen abstützen. Er kann auch den kräftigeren Fuß unter den schwächeren schieben und die Beine selber ins Bett bringen.

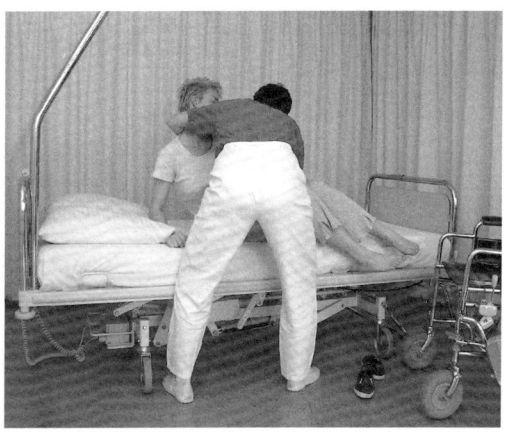

Abb. 52: Falsch: Hier hebt der Helfer beim Hinlegen des Patienten gleichzeitig Oberkörper und Beine ins Bett. Dadurch entsteht für seinen Rücken sehr viel Hebebelastung in ungünstiger Haltung.

4.6 Aufstehen

Der normale Bewegungsablauf sieht folgendermaßen aus:
Der Oberkörper lehnt sich nach vorne. Dabei werden Füße, Knie und Schultern übereinander eingeordnet. Der Kopf ist (von der Seite gesehen) vor den Füßen.

Jetzt übernehmen die Füße das Körpergewicht, und der Oberkörper kommt gerade hoch (▶ Kap. 3.1, Übung 4).

Tipp

Zieht der Helfer den sitzenden Patienten schräg nach vorne/oben hoch, so ist das unökonomisch, weil es nicht dem normalen Aufrichten entspricht. Darüber hinaus ist es mit zusätzlicher Hebearbeit für den Helfer verbunden. Besser ist es, zuerst nur den Oberkörper nach vorne zu führen und dann mit dem eigentlichen Aufrichten zu beginnen.

Probleme:

- Hüftgelenke, Knie oder Wirbelsäule sind versteift: Der Patient kann sich nicht ausreichend nach vorne lehnen. Er muss sich an den Seitenlehnen eines Sessels hochdrücken – oder der Helfer muss ihn hochziehen.
- Der Patient ist zu schwach, um sich in den Hüften, den Knien oder mit dem Oberkörper aufzurichten.
- Der Patient hat Probleme mit dem Gleichgewicht.

4.6.1 Der Patient braucht wenig Hilfe

Der Patient wird aufgefordert, sich mit beiden Händen an den Seitenlehnen des Sessels abzustützen und nach vorne hochzudrücken.

Manchmal ist es zur »Einleitung« nötig, dass der Helfer die Hände des Patienten zu den Seitenlehnen des Sessels führt und den Patienten auffordert, sich nach vorne zu lehnen und hochzudrücken. Das ist häufig notwendig bei Demenzkranken, die sich oft noch gut bewegen können, aber verlernt haben, Bewegungen richtig zu koordinieren.

Der Helfer kann auch eine Hand des Patienten nehmen und das Aufstehen nonverbal (mit Führungskontakt) einleiten, indem er die Hand nach vorne führt und gleichzeitig unter der Achsel einen Zug gibt, um den Patienten zum Aufstehen zu bewegen (▶ Abb. 53).

Vorsicht

Niemals jedoch am Arm ziehen oder heben, wenn der Patient an diesem Arm gelähmt ist!

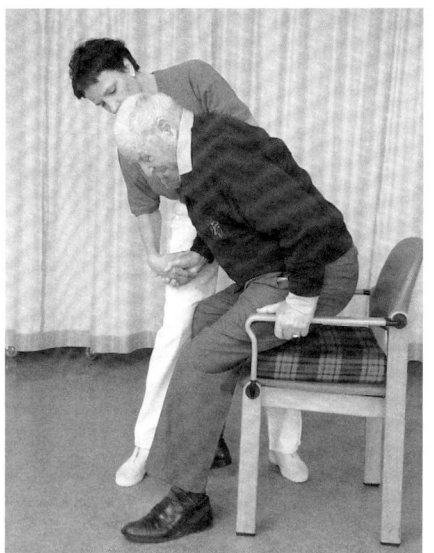

Abb. 53: Der Patient kann seine Knie nicht ausreichend beugen. Er ist gezwungen, sich sehr weit vorzulehnen und mit Abstützen aufzustehen.

Tipp

Die Unterstützung darf nicht zu früh einsetzen. Es ist wichtig abzuwarten, bis eine Reaktion vom Patienten kommt. Andernfalls muss der Helfer Hebebelastung übernehmen, obwohl der Patient die Bewegung selbst ausführen könnte. Bei Patienten, die in ihren Reaktionen und Bewegungen verlangsamt sind, ist viel Geduld nötig.

4.6.2 Der Patient kann Hüft- oder Kniegelenke nicht ausreichend beugen

Das gilt für Patienten, die in diesen Gelenken versteift sind, und ebenfalls für Patienten, die aufgrund ihrer abnormal hohen Muskelspannung Schwierigkeiten haben, sich nach vorne zu beugen (z. B. Parkinsonkranke und manche Demenzkranke).

Merke

Diese Patienten brauchen beim Aufstehen vor allem Hilfe, um ausreichend weit nach vorne zu kommen.

Da die Füße wegen der zu geringen Hüft- bzw. Kniebeugung nicht unterhalb der Knie stehen, ist es wichtig zu verhindern, dass sie beim Aufstehen wegrutschen. Der Helfer kann mit seinem Fuß vor den Füßen des Patienten stützen.

Eventuell ist eine rutschfeste Unterlage (Anti-Rutsch-Belag) für das Aufstehen eine Hilfe. Schuhe mit Gummisohlen (z. B. Turnschuhe) rutschen beim Aufstehen zwar nicht weg, sind aber häufig *nicht zu empfehlen*, denn viele, vor allem ältere Patienten, können ihre Füße beim Gehen nicht ausreichend anheben und stolpern, wenn sie die Füße nicht vorrutschen können (▶ Abb. 54).

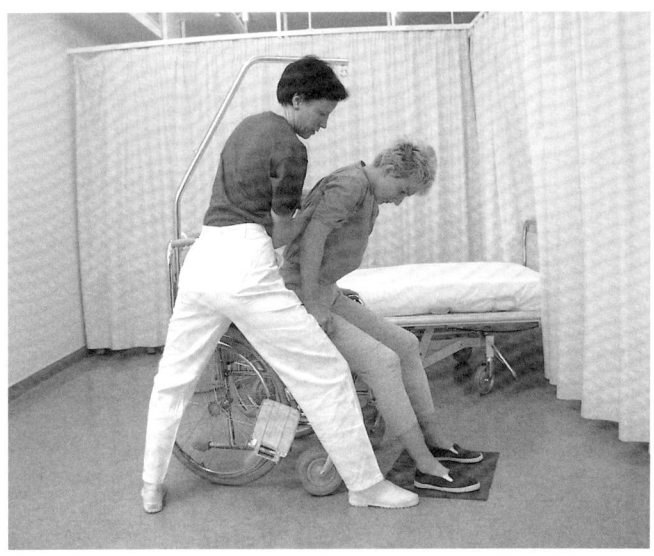

Abb. 54: Der Patient braucht Unterstützung, um nach vorne zu kommen. Der Helfer steht seitlich oder seitlich/ hinter dem Patienten. Auf diese Weise ist es dem Helfer möglich, den Rücken aufzurichten, und er kann die nötige Hebearbeit aus den Knien und den Hüften leisten. Der Helfer kann Unterstützung in den Achseln unter den Schulterblättern geben, mit einem Schub/Zug nach vorne/ oben. Würde der Helfer in diesem Fall vor dem Patienten stehen und ihn hochziehen, so wäre der Lastarm für ihn außerordentlich lang und die Belastung für seinen Rücken sehr hoch.

Zwei Helfer können dem Patienten zu beiden Seiten eine Hand zur Unterstützung geben und mit der zweiten Hand unter der Achsel helfen (▶ Abb. 55). Solche Unterstützungsmethoden sind möglich, wenn der Patient mit seiner Muskulatur ausreichend mithelfen kann. Die Hand unter der Achsel stützt in Richtung Brustkorb; es soll kein Zug Richtung Oberarm erfolgen.

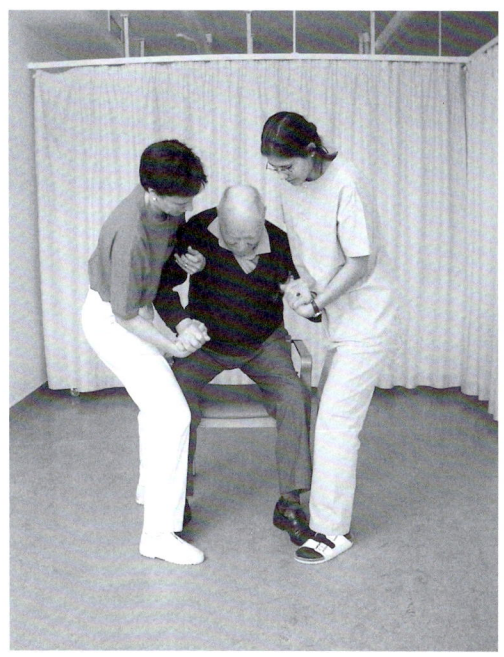

Abb. 55: Zwei Helfer unterstützen einen Patienten beim Aufstehen. Dieser Patient kann die Knie nicht ausreichend beugen. Er muss seinen Oberkörper weit nach vorne bewegen, um sich aufrichten zu können. Die Helfer verhindern, dass die Füße wegrutschen. Sie achten darauf, sich selbst aufzurichten und die Wirbelsäule zu stabilisieren.

4.6.3 Der Patient kann mit beiden Beinen Gewicht übernehmen

Unterstützung am Becken ist nicht notwendig bei Patienten, die sich mit den Beinen ausreichend stützen können. Bei diesen Patienten ist es möglich, dass der Helfer mit beiden Händen am Oberkörper hilft (▶ Abb. 56).

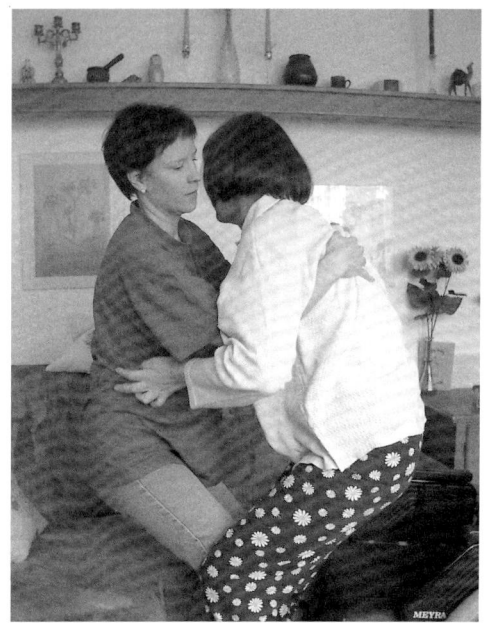

Abb. 56: Der Helfer unterstützt den Patienten unter den Achseln mit Griff an den Schulterblättern. Er kann ein Knie des Patienten mit seinen Knien unterstützen. Er lehnt sich mit aufgerichteter, stabilisierter Wirbelsäule nach hinten und bringt das Gewicht des Patienten über dessen Füße. Jetzt richtet er ihn zügig auf.

Vorsicht

Dieser Griff ist nicht ausreichend, wenn der Patient in der Hüfte einsinkt, weil der Helfer in diesem Bereich keine Unterstützung gibt.

4.6.4 Der Patient kann sich mit den Händen an einem Haltegriff festhalten

Hier ist darauf zu achten, dass der Patient mit den Füßen nicht zu weit vorne ist, um aufstehen zu können. Die Füße müssen, von der Seite gesehen, *hinter* der Haltemöglichkeit stehen.

Sind die Beine des Patienten sehr schwach, dann kann der Helfer von der Seite her mit seiner Schulter unter der Achsel des Patienten unterstützen. Der Arm unterstützt die Aufrichtung vorne am Oberkörper (▶ Abb. 57).

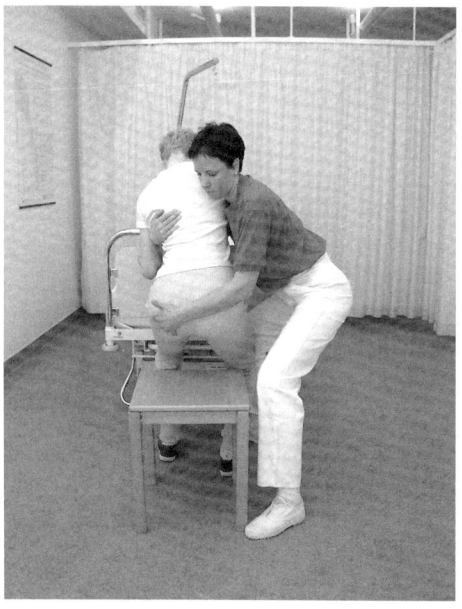

Abb. 57: Der Helfer unterstützt mit seiner Schulter unter der Achsel des Patienten. Die Hebearbeit leistet er mit seiner Oberschenkelmuskulatur, indem er sich gleichzeitig mit dem Patienten aufrichtet. Zusätzlich gibt er mit seinem Knie Unterstützung am Patientenknie und mit einer Hand Hilfe am Becken.

4.6.5 Der Patient hilft wenig oder gar nicht mit

Der Helfer hilft von vorne.

Er muss *ein Bein* sehr gut unterstützen, da er nicht mit einer Aktivität vom Patienten rechnen kann. Zuerst wird der Fuß in die richtige Position gebracht. Der Mittelfuß sollte direkt unter dem Knie sein. Wichtig ist, dass der Fuß nicht wegrutschen kann. Daher vergewissert sich der Helfer mit einem Druck auf das Knie nach unten, ob die Ferse am Boden steht.

> **Tipp**
>
> Es gibt Patienten – z. B. Schlaganfallpatienten, Multiple Sklerose-Kranke, Querschnittgelähmte etc. – die bei einer Dehnung der Achillessehne mit einem Zittern (Klonus) am Bein reagieren. Hier kann man entweder den Druck am Knie nach unten verstärken und solange beibehalten, bis das Zittern nachlässt, oder das Bein unter der Kniekehle anheben, bis der Klonus aufhört und erst dann den Fuß *langsam* auf den Boden stellen.

Nun hält der Helfer das Knie mit den eigenen Knien rechts und links der Kniescheibe. *Nicht von vorne auf die Kniescheibe drücken*, denn das ist für den Patienten sehr schmerzhaft!

Der Helfer greift mit einer Hand unter die gleichseitige Beckenseite. Das geht leichter, wenn der Patient von dieser Seite etwas weggedreht wird. Dazu greift er mit der zweiten Hand unter der Achsel hindurch auf das Schulterblatt, um den Oberkörper halten zu können (▶ Abb. 58).

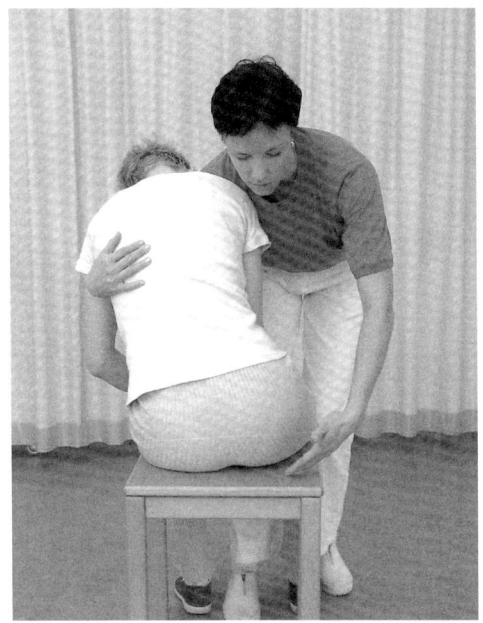

Abb. 58: Der Helfer unterstützt mit seinen Knien das rechte Knie des Patienten. Eine Hand des Helfers greift unter die rechte Gesäßseite des Patienten, die zweite Hand ist unter der linken Achsel des Patienten mit Griff am Schulterblatt.

Der Helfer fixiert *ein Bein*, lehnt sich selbst zurück und holt den Oberkörper des Patienten nach vorne, bis zu spüren ist, dass sich das Gewicht des Patienten vom Sessel weg verlagert. Jetzt richtet der Helfer den Patienten zügig auf mit Hilfe des Halts am Gesäß und des Drucks von vorne an dem Knie (▶ Abb. 59).

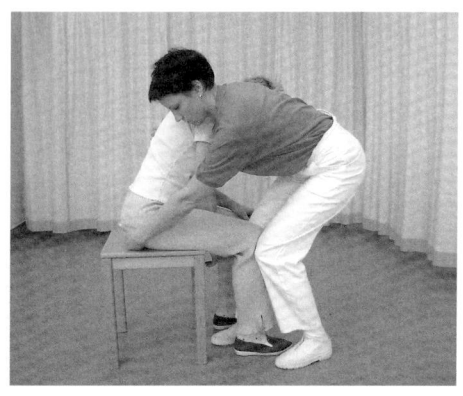

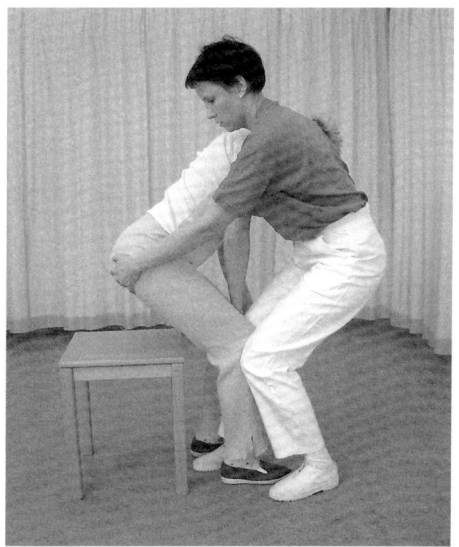

Abb. 59: Der Helfer steht mit dem Patienten auf. Er steht etwas seitlich vor dem Patienten, damit dieser sich ausreichend nach vorne lehnen kann, um aufzustehen. Der Helfer achtet während des Aufrichtvorgangs darauf, seinen Rücken in Streckung zu stabilisieren.

Diese Technik eignet sich für Patienten, die an den Beinen Lähmungen haben, insbesondere für Schlaganfallpatienten.

Merke

In der Regel wird *das schwächere Bein* fixiert. Das andere Bein bleibt frei zur Mithilfe.

Tipp

Ein Bein zu fixieren anstatt beider Beine hat einige *Vorteile:*

- Ein Knie kann sehr sicher rechts und links neben der Kniescheibe gestützt werden. Werden beide Knie gehalten, dann besteht die Gefahr, dass sie zwischen den Knien des Helfers durchrutschen.
- Bei den meisten Patienten können die Knie nicht vollständig gestreckt werden, wenn sie zu eng beieinander bleiben. Erst bei einem vollständig gestreckten Knie übernimmt das Bein passiv das Körpergewicht des Patienten. Das spüren wir daran, dass der Patient viel schwerer zu halten ist, wenn er nicht aufgerichtet ist.
- Ist der Patient in der Lage, mit dem zweiten Bein aktiv mitzuhelfen, dann ist es nicht sinnvoll, auch dieses Bein zu fixieren.

Gründe, um das *nicht betroffene* Bein zu fixieren:

- Das schwächere Bein schmerzt oder ist verletzt, und der Patient kann es daher nicht belasten.
- Das betroffene Bein ist in Beugung versteift oder zieht sehr stark in Beugung. In diesem Fall kann der Helfer es nicht am Boden halten, eine Gewichtsübernahme auf diesem Bein ist nicht möglich.

Problematisch ist es, wenn sich ein Schlaganfallpatient mit seiner nicht betroffenen Seite beim Helfer »einhängt«. Der Helfer kann bei einer Unsicherheit des Patienten kaum unterstützend eingreifen (▶ Abb. 60).

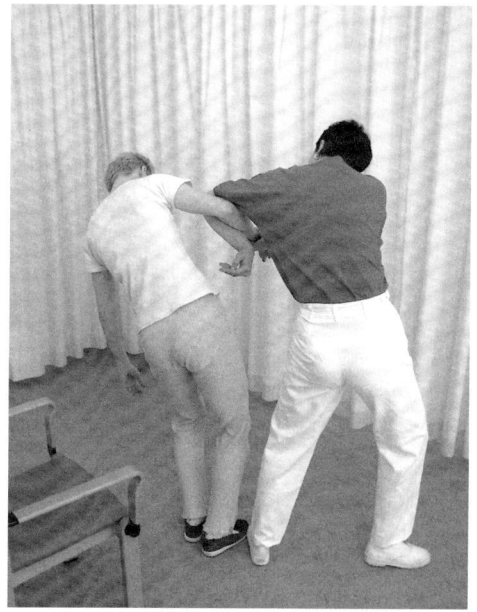

Abb. 60: Falsch: Der Helfer unterstützt an der nicht betroffenen rechten Seite; die betroffene linke Seite des Patienten sinkt ein und fällt zur linken Seite. Der Helfer muss jetzt viel Kraft einsetzen, um ihn zu halten, und überlastet seinen Rücken.

4.6.6 Der Patient ist größer als der Helfer

Der Helfer hilft von der Seite.
Mit Hilfe von vorne würden auf Grund des Größenunterschieds die Knie des Helfers am Unterschenkel des Patienten unterstützen

und nicht neben der Kniescheibe. Der Helfer kann mit seiner Unterstützung keine ausreichende Streckung des Kniegelenkes erreichen.

Bei einer Unterstützung von der Seite muss der Patient allerdings aktiv mit der zweiten Seite mithelfen, eventuell auch mit Anhalten an einem Geländer oder am Bettende. Bei zu schweren Patienten oder bei völlig passiven Patienten versagt diese Art der Hilfestellung (▶ Abb. 61).

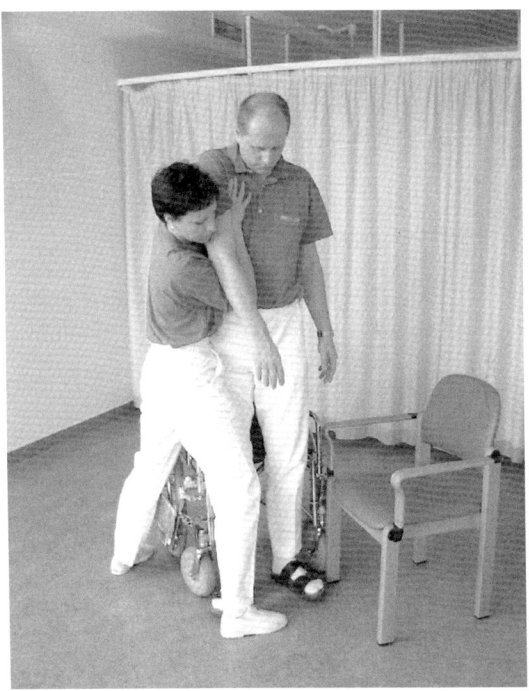

Abb. 61: Der Helfer unterstützt den Patienten unter dessen Achsel mit Griff am Brustkorb und Schulterblatt. Nicht am Arm ziehen! Die zweite Hand kann am Becken oder am Hosenbund helfen.

4.6.7 Der Patient drückt stark zu einer Seite

Manche Schlaganfallpatienten drücken sich mit ihrem Körper zu ihrer gelähmten Seite, sie »pushen«. Meist sind das linksseitig gelähmte Patienten, die Störungen mit ihrer räumlichen Orientierung haben. Für diese Patienten ist die Hilfe von vorne nicht geeignet, da der Helfer dieses »zur Seite drücken« von vorne nicht ausreichend kontrollieren kann.

Der Helfer sollte von derjenigen Seite her Halt geben, zu der der Patient drückt. Dadurch kann sich der Helfer selbst auch besser in Rumpfstreckung stabilisieren.

Die Art der Unterstützung ist die Gleiche wie bei der vorhergehenden Technik (▶ Abb. 61).

4.7 Hinsetzen des Patienten

Auch während des Hinsetzens ist es, wie beim Aufstehen, (▶ Kap. 4.6) wichtig, dass Schultern, Knie und Füße übereinander eingeordnet sind. Der Kopf ist, von der Seite gesehen, vor den Füßen. Das Becken bewegt sich also nach hinten, während der Oberkörper noch vorne bleiben muss (▶ Abb. 62).

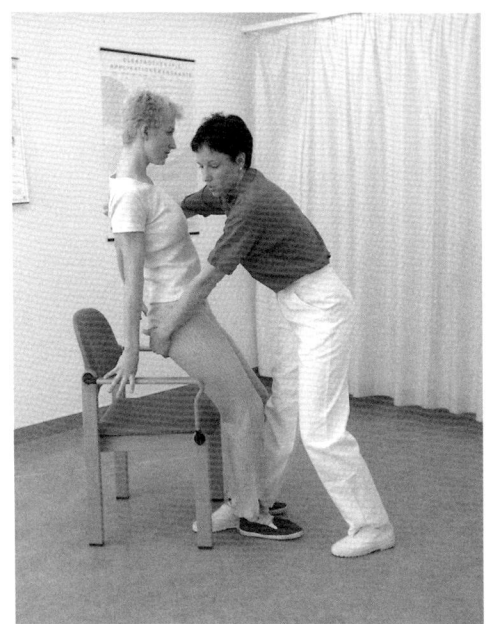

Abb. 62: Falsch: Der Helfer bringt beim Hinsetzen den Oberkörper zu schnell nach hinten. Dadurch verliert der Patient sein Gleichgewicht, bekommt Angst und versteift sich in Streckung. Der Helfer muss in dieser Situation sehr viel Gewicht übernehmen bei einem ungünstig langen Lastarm. Die Belastung für den Rücken ist sehr hoch.

Parkinsonkranke und Demenzkranke haben häufig Schwierigkeiten beim Hinsetzen, weil sie sich in Streckung versteifen. Sie müssen lernen, das Hinsetzen mit einer Vorneigung des Oberkörpers einzuleiten (▶ Abb. 63).

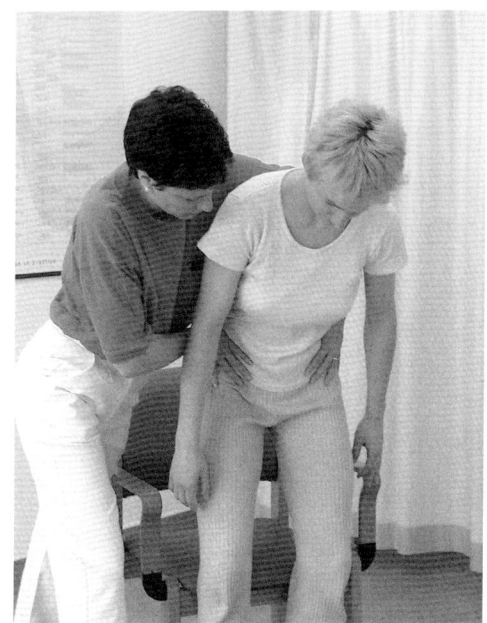

Abb. 63: Der Helfer steht seitlich beim Patienten, greift mit beiden Händen an die Beckenkämme und zieht diese nach hinten unten, während er gleichzeitig mit dem Oberarm, der am Rücken des Patienten liegt, den Oberkörper nach vorne bringt.

Ist der Patient in der Lage, sich mit den Händen an den Seitenteilen des Sessels abzustützen, so gibt ihm das zusätzliche Sicherheit. Für viele Patienten ist es eine große Hilfe, wenn der Helfer die Hände des Patienten auf die Sessellehnen hinführt.

4.8 Transfer

Nach dem Aufstehen möglichst gut aufrichten, dann drehen und den Patienten erst nach der Drehung hinsetzen.

Vorsicht

Viele Patienten wollen sich bereits hinsetzen, obwohl sie sich noch nicht vollständig zum Sessel gedreht haben. Der Helfer muss dann den Patienten den Rest des Weges heben.

4.8.1 Der Patient steht gut auf einem Bein

Der Patient kann den Transfer über dieses Bein ausführen und braucht eventuell nur mehr Unterstützung für die Drehung. Der Helfer steht bei der schwächeren Seite, er hilft unter der Achsel mit Griff zum Brustkorb (nicht am Arm ziehen!), die zweite Hand hilft am Becken der anderen Seite.

4.8.2 Der Patient hilft wenig oder gar nicht mit

Hilfe von vorne, mit derselben Technik, die beim Aufstehen mit diesen Patienten angewendet wird (▶ Kap. 4.6.5).
  Mit dem Patienten aufstehen, dann drehen, dann absetzen.
Die Sessel stehen im 90°-Winkel zueinander. Es wird das Bein unterstützt, das näher zu der Sitzmöglichkeit steht, zu der gedreht wird. Damit kann erreicht werden, dass der Patient beim Transfer keinen Schritt zur Seite oder zurück machen muss (▶ Abb. 64).

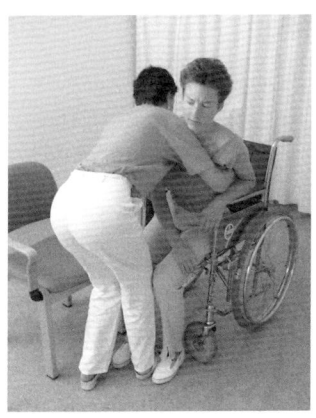

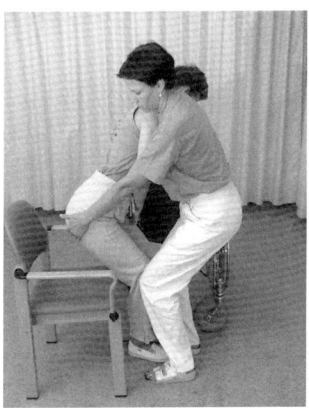

Abb. 64: Der Helfer steht vor dem Patienten und unterstützt ihn am rechten Knie, an der rechten Gesäßhälfte und unter der linken Achsel. Indem er sich zurücklehnt, bringt er den Patienten nach vorne und richtet sich zügig mit ihm auf. Nun drehen, dann den Patienten vorlehnen lassen und absetzen. Da der Sessel im 90°-Winkel zum Rollstuhl steht und der Helfer das Bein fixiert, das näher zum Sessel steht, ist nach der Drehung kein Schritt mehr nötig. Der Helfer stabilisiert während des gesamten Ablaufs seinen Rücken. Er geht beim Absetzen selbst weit nach unten, indem er Knie und Hüften beugt.

4.8.3 Der Patient drückt stark zu einer Seite

Der Helfer gibt Unterstützung von der Seite, zu der der Patient drückt.

> **Merke**
>
> Es ist bedeutend leichter, den Patienten zu stützen, als ihn zu sich zu ziehen!
> Von vorne zu helfen wäre in diesen Fällen sehr ungünstig, weil der Helfer viel Dreh- und Seitwärtsbelastung mit seinem Rücken übernehmen müsste.

Das gilt besonders für Schlaganfallpatienten, die sehr stark zu ihrer betroffenen Seite drücken, meist linksseitig gelähmte Patienten (»Pusher«). Hier kann ein Transfer über die betroffene Seite unmöglich werden, weil der Helfer die Drehung nicht kontrollieren kann.

Der Helfer steht beim Transfer auf der betroffenen Seite und unterstützt unter der Achsel mit Griff zum Brustkorb. Da beim Schlaganfallgelähmten meistens auch die Schulter mitbetroffen ist, darf der Patient *nicht am Arm gezogen oder gehoben* werden (▶ Abb. 65).

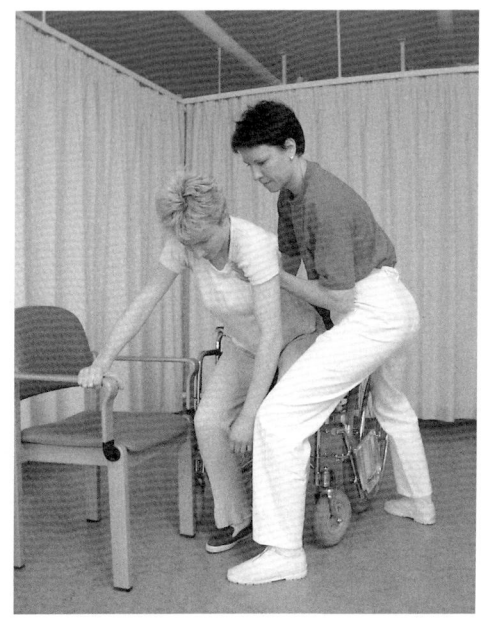

Abb. 65: Der Helfer hilft dem linksseitig gelähmten Patienten, nach rechts zu drehen. Er unterstützt unter der Achsel mit Hilfe am Schulterblatt und vermeidet jeden Zug am gelähmten Arm. Gleichzeitig versucht er, das linke Knie zu unterstützen. Der Helfer geht selber gut in die Knie und stützt den Patienten von unten. Der Rücken wird in Streckung stabilisiert. Diese Art der Hilfestellung ist nur möglich, wenn der Patient mit der nicht betroffenen Seite ausreichend mithilft.

4.8.4 Demenzkranke

Demenzkranke haben beim Transfer häufig Schwierigkeiten, auch wenn sie in ihren Bewegungen nicht behindert sind. Die Planung von Bewegungsabläufe kann bei diesen Patienten gestört sein.

Der Helfer hilft am besten mit seinen Händen am Becken oder unter der Achsel am Brustkorb. Einfache Kommandos können hilfreich sein, manchmal ist es aber besser, auf Erklärungen zu verzichten und stattdessen über Handkontakt zu führen. Es ist wichtig, langsam und ruhig zu arbeiten! Die Hilfestellung beim Hinsetzen wird im Kapitel *Hinsetzen des Patienten* beschrieben (▶ Kap. 4.7).

Wird der Patient von mehreren Helfern betreut, dann sollten sich die Betreuer absprechen, um den Patienten nicht durch unterschiedliches Vorgehen beim Helfen zu verwirren. Gerade diese Patienten brauchen gleichbleibende Hilfestellungen, um Bewegungsabläufe zu lernen.

Gelingt die Drehung zur rechten Seite deutlich besser als zur linken (oder umgekehrt), dann sollten alle Helfer den Patienten zu dieser Seite drehen. Vielen Patienten fällt es leichter, den Transfer erst zu einer Seite zu lernen.

4.8.5 Die Knie des Patienten können nicht in Streckung gebracht werden, der Patient kann mit einem Arm mithelfen

Dieser Transfer ist geeignet für Patienten, bei denen es nicht möglich ist, während des Transfervorgangs in Aufrichtung zu kommen:

- Bei Patienten mit beidseitig erhöhtem Beugetonus der Beine können, wenn überhaupt, erst nach einiger Zeit der Vorbereitung Knie und Hüften in Streckung gebracht werden. Das ist für diese Patienten im Rahmen ihrer Bewegungsübungen auch wichtig, um Kontrakturen zu vermeiden. Während eines Transfers haben die Muskeln jedoch nicht ausreichend Zeit, um in ihrer Spannung nachzulassen. Außerdem haben manche dieser Patienten ab einem gewissen Grad der Streckung eine zunehmende oder plötzlich einschießende Beugespastik, da die Muskeldehnung schmerzhaft werden kann.
- Patienten mit beidseitigen Beugekontrakturen können nicht in eine ausreichende Aufrichtung für einen passiven Transfer gebracht werden. Sind diese Patienten aber ausreichend kräftig,

dann können sie in Beugestellung ihr Körpergewicht selbst übernehmen.
- Viele der Patienten, die in Kapitel 4.8.3 als »Pusher« bezeichnet wurden, drücken besonders dann stark zu einer Seite, wenn sie in Aufrichtung sind. Bei Beibehaltung einer Beugestellung ist das Pushen aber weniger stark. (Dafür ist es dann aber auch schwieriger, das Körpergewicht selbst zu übernehmen!)

Tipp

Bei Transfers, bei denen der Helfer davon ausgehen muss, dass eine Aufrichtung unmöglich sein wird, sollte von vornherein das Beibehalten einer Beugestellung eingeplant werden.

Bei dem folgenden Griff wird vorausgesetzt, dass der Patient in der Lage ist, sich mit einem Arm abzustützen (▶ Abb. 66–69): Der Helfer unterstützt den Patienten mit seiner Schulter und übernimmt so Gewicht mit stabilisiertem Rücken. Dazu muss sich der Patient mit seiner gesunden Schulter (wichtig bei Schlaganfallpatienten!) und einem Teil seines Rumpfs über den Helfer lehnen und sich dort abstützen.

Vorsicht

Niemals sollte diese Technik aber unter einer gelähmten oder schmerzenden Schulter gemacht werden! Die starke Beugestellung der Schulter ist für diese Patienten nicht möglich. Außerdem kann der Helfer die Bewegung der Schulter nicht mehr kontrollieren.

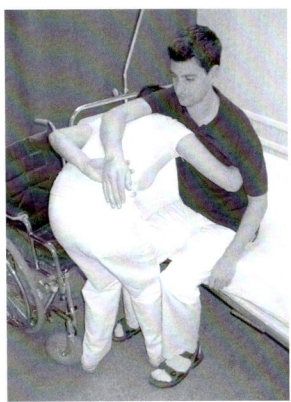

Abb. 66: Das ist beim ersten Mal meist ungewohnt für den Patienten. Ich greife meist mit meiner Hand hinter mich und lasse mir die Hand geben, damit der Patient weiß, wo er stützen soll.

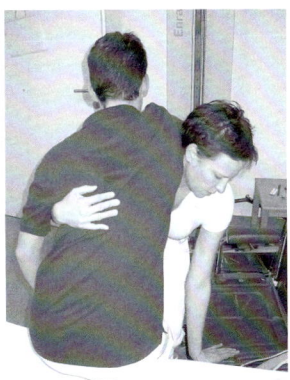

Abb. 67: Eine Hand des Helfers greift um den Oberkörper des Patienten an sein Schulterblatt, diese Hand kann die Vorneigung des Oberkörpers überwachen und einleiten. Die zweite Hand des Helfers bleibt frei und kann entweder am Becken des Patienten unterstützen oder besser noch sich am Sitz abstützen und einen Input für die Aufrichtung geben, außerdem dem Rücken Gewicht abnehmen.

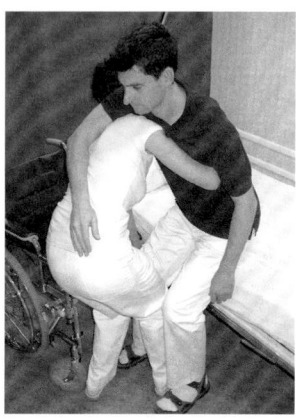

Abb. 68: Die Knie unterstützen beiderseits der Kniescheibe am Patientenknie, um zu verhindern, dass der Patient nach vorne rutscht, und ermöglichen so das »Halb-aufrichten« und Drehen über diese Seite.

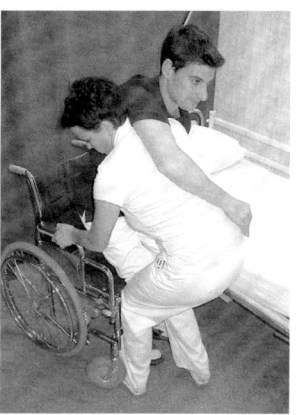

Abb. 69: Der Vorteil dieser Technik liegt darin, dass der Helfer die Last mit der Schulter, über eine Aufrichtung des Rückens, anheben kann. Meist ist es ihm sogar möglich, sich seitlich abzustützen, Gewicht »abzuladen« und auch die Drehung mit der Hand zu unterstützen.

4.8.6 Die Knie des Patienten können nicht in Streckung gebracht werden, der Patient kann nicht helfen

In diesem Fall muss der Patient in einer Beugestellung der Beine gedreht werden.
Der Helfer vergewissert sich, dass der Fuß, über den er drehen möchte, gut am Boden steht. Jetzt fixiert er mit seinen Knien das Knie des Patienten zu beiden Seiten. Er bewegt den Oberkörper nach vorne, bis das Gewicht des Patienten auf dessen Fuß kippt, und bewegt das Becken zur Seite.

Bei einem Transfer aus dem Rollstuhl sollte in diesem Fall die Seitenlehne entfernt werden (▶ Abb. 70).

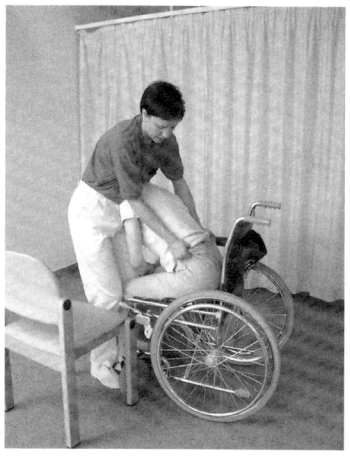

Abb. 70: Der Helfer dreht den Patienten über seine linke Seite zum Sessel. Er fixiert mit seinen Knien das linke Knie des Patienten beidseits der Kniescheibe. Nun holt er den Oberkörper des Patienten nach vorne, greift von oben unter beide Gesäßhälften oder an den Hosenbund, kippt den Patienten zu sich und dreht ihn zum Sessel. Der Helfer stabilisiert seinen Rücken in Streckung und bewegt sich aus Knie- und Hüftgelenken.

> **Vorsicht**
>
> Das Becken des Patienten nicht nach oben heben, sondern nach vorne/oben kippen.

Um auf diese Weise das Patientengewicht hebeln zu können, muss das Knie gut fixiert sein. Das Gewicht lastet dann hauptsächlich auf dem Unterschenkel des Patienten.

Diese Art der Unterstützung ist nur möglich, wenn der Fuß des Patienten bis zum Boden reicht.

Für diese Art des Transfers ist eine Drehscheibe (▶ Kap. 6.1) eine gute Hilfe. Die Füße werden auf die Drehscheibe gestellt, ansonsten verläuft der Transfer wie oben beschrieben.

Kann das Becken des Patienten nicht ausreichend fixiert werden, ist auch der Einsatz einer Umlagerungshilfe möglich (▶ Kap. 6.1).

4.8.7 Der Patient wird von zwei Helfern gehoben

Das ist ein *Hebegriff* für *zwei Helfer*. Die Helfer sollten ihn vorher unbedingt miteinander üben! Er wird eingesetzt, wenn die Beine des Patienten nicht belastet werden dürfen. Der Vorteil dieser Hebemethode liegt darin, dass sich die Helfer ausreichend aufrichten können und so die Wirbelsäule achsengerecht belasten. Ein Hebevorgang ist es aber trotzdem. Ist ein Hebelifter (▶ Kap. 6.1) vorhanden, sollte diesem der Vorzug gegeben werden.

Beide Helfer stehen dem sitzenden Patienten gegenüber. Nun greifen die Helfer mit der Hand, die dem Patienten näher ist, von innen unter den Oberschenkel des Patienten und rutschen mit der gleichseitigen Schulter unter die Achsel des Patienten. Die Arme des Patienten liegen am Rücken des Helfers. Die zweite Hand des Helfers kann unter dem Gesäß des Patienten oder an seinem Rücken unterstützen (▶ Abb. 71).

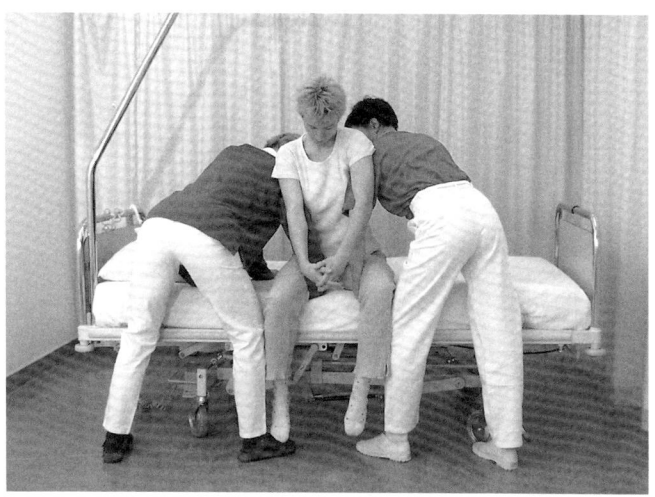

Abb. 71: Die Helfer stehen dem Patienten gegenüber. Sie unterstützen den Patienten unter den Schultern und den Oberschenkeln.

Der Halt sollte vorwiegend unter den Schultern des Patienten erfolgen. Der (dosierte) Druck der Helfer zueinander ist wichtig, damit das Gewicht mit den Schultern getragen werden kann. Jetzt heben die Helfer den Patienten an und richten sich auf. Wenn die Helfer ausreichend aufgerichtet sind, dann verringert sich das subjektiv spürbare Gewicht oft erstaunlich (▶ Abb. 72).

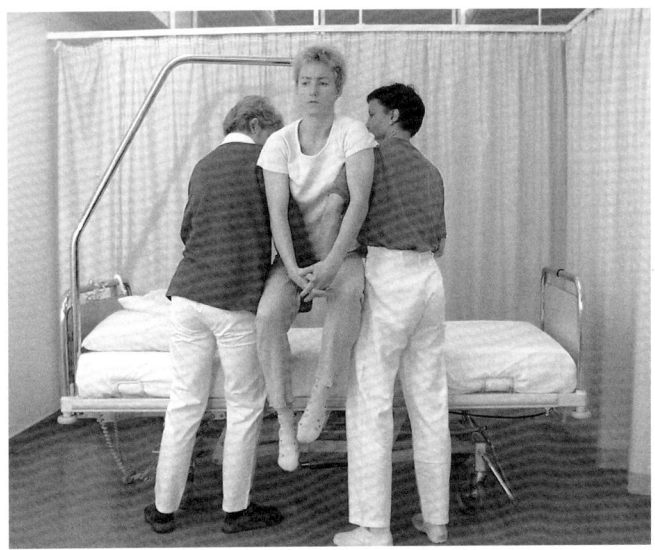

Abb. 72: Die Helfer heben den Patienten an. Das Gewicht des Patienten wird mit den Schultern der Helfer getragen. Die Helfer stabilisieren ihre Wirbelsäule mit Hilfe der Bauch- und Rückenmuskulatur in Streckung.

Bei dieser Transfertechnik ist es besser, wenn die Helfer viel Platz zum Bewegen haben. Beim Transfer aus dem Bett steht der Rollstuhl also nicht wie sonst üblich in einem 90°-Winkel zum Bett, sondern in ungefähr zwei Metern Abstand vom Bett.

Beim Absetzen des Patienten führen die Helfer die Bewegung nach unten über eine Beugung der Hüft- und Kniegelenke aus. Der Rücken bleibt aufgerichtet und stabilisiert. Die zweite Hand des Helfers kann beim Absetzen auf der Armlehne des Rollstuhls abstützen und so Gewicht abgeben (▶ Abb. 73).

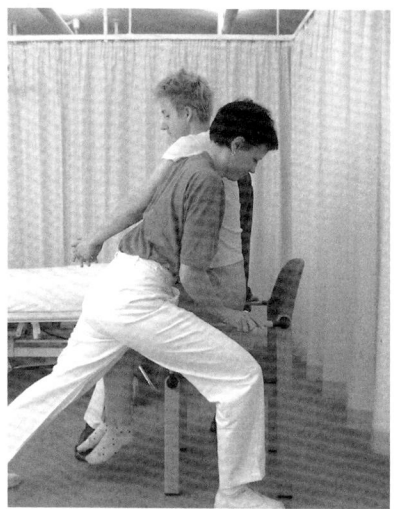

Abb. 73: Die Helfer setzen den Patienten auf einen Sessel ab. Sie gehen dabei in Schrittstellung, damit sie sich mit aufgerichteter Wirbelsäule über eine Beugung der Knie- und Hüftgelenke nach unten bewegen können. Wird der Patient mit den Schultern gut gehalten, kann eine Hand zur Entlastung an der Seitenlehne des Sessels abstützen.

Hebegriffe, bei denen das Gewicht des Patienten vor dem Helfer auf seinen Armen lastet, haben den Nachteil, dass sie den Rücken des Helfers in Richtung Beugung belasten. Das ist hier nicht der Fall. Das Anheben der Last kann gleichzeitig mit einer Aufrichtung des Rückens ausgeführt werden.

 Vorsicht

Vorsicht mit Hebegriffen, bei denen das Gewicht des Patienten an dessen Arm und damit an der Schulter hängt. Patienten mit einer Lähmung am Arm und Patienten mit Schmerzen an der Schulter dürfen mit diesen Griffen nicht gehoben werden!

4.9 Transfer aus dem Bett

Der Patient wird im Bett aufgesetzt, wie im Kapitel *Aufsetzen zum Querbettsitz* (▶ Kap. 4.5) beschrieben.

> **Tipp**
>
> Beim Sitzen am Bettrand reichen die Füße des Patienten häufig nicht bis zum Boden, auch wenn das Bett höhenverstellbar ist. Um in diesem Fall sicher mit dem Patienten aus dem Bett aufzustehen, wird zuerst ein Bein (das Bein, über das der Transfer ausgeführt werden soll) aus dem Bett gerutscht.

Beim Transfer über den rechten Fuß des Patienten hilft der Helfer mit der rechten Hand unter der linken Achsel (am Schulterblatt) des Patienten und lehnt ihn zur linken Seite. Nun hilft er, das rechte Bein vorzurutschen. Das linke Knie fixiert er mit seinen Oberschenkeln, damit der Patient mit dieser Seite noch im Bett bleibt. Der Patient sitzt jetzt halbseitlich am Bett (▶ Abb. 74).

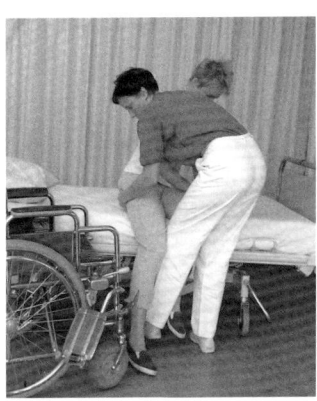

Abb. 74: Der Helfer hilft dem Patienten zunächst, das rechte Bein aus dem Bett rutschen zu lassen, während er gleichzeitig das linke Knie des Patienten mit seinen eigenen Knien zurückhält.

Der Helfer gibt Druck auf das rechte Knie nach unten, um zu kontrollieren, ob die Ferse am Boden steht. Er fixiert das rechte Knie und das Becken (▶ Kap. 4.6.5), steht mit dem Patienten auf, lässt ihn drehen und sich anschließend hinsetzen (▶ Abb. 75).

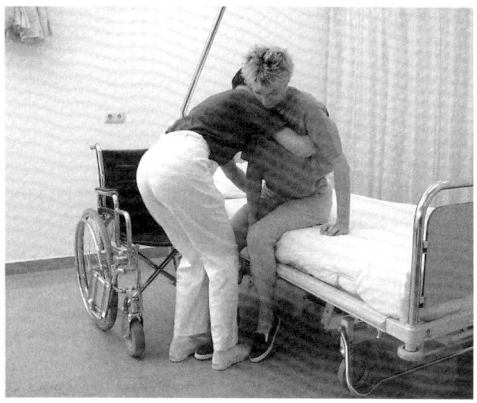

Abb. 75: Der Helfer fixiert anschließend das rechte Knie mit seinen Knien, das rechte Becken mit seiner linken Hand und den Oberkörper mit der rechten Hand. Die Abfolge lautet nun: aufstehen, drehen, hinsetzen.

Der Rollstuhl steht im 90°-Winkel zum Bett. Wenn das rechte Bein fixiert wird, muss der Patient zur rechten Seite gedreht werden. Zur anderen Seite zu drehen wäre schwieriger, weil der Patient nach der Drehung zu weit vor dem Sessel stehen würde und vor dem Hinsetzen einen Schritt zurück machen müsste.

Diese Art der Unterstützung ist geeignet für Schlaganfallpatienten und Patienten, die kaum oder gar nicht mithelfen können. Braucht der Patient eine andere Form der Unterstützung, dann helfen wir mit den jeweils geeigneten Techniken, die im Kapitel *Hinsetzen des Patienten* (▶ Kap. 4.7) beschrieben sind.

4.10 Transfer vom Rollstuhl/Stuhl ins Bett

4.10.1 Der Patient hilft wenig oder gar nicht mit

Der Patient wird mit seinem Rollstuhl im 90°-Winkel zum Bett gefahren. Das Bein, über das gedreht werden soll, muss näher zum Bett sein.

Reichen die Füße nicht bis zum Boden, dann ist es notwendig, das Becken nach vorne zu bringen (z. B. im »*Schinkengang*« ▶ Kap. 4.11.3). Mit Druck auf das Knie von oben kontrolliert der Helfer, ob die Ferse am Boden steht.

Jetzt werden Knie, Becken und Oberkörper fixiert (▶ Kap. 4.6.5) der Patient wird

- aufgerichtet,
- gedreht
- und am Bettrand abgesetzt.

Anschließend wird sofort das unterstützte Bein unter der Kniekehle angehoben und mit den Oberschenkeln oder den Knien des Helfers fixiert, damit der Patient nicht mehr nach vorne aus dem Bett rutschen kann (▶ Abb. 76). Im »Schinkengang« (▶ Kap. 4.11.3) weiter ins Bett hineinrutschen oder den Patienten gleich hinlegen lassen (▶ Kap. 4.5.4).

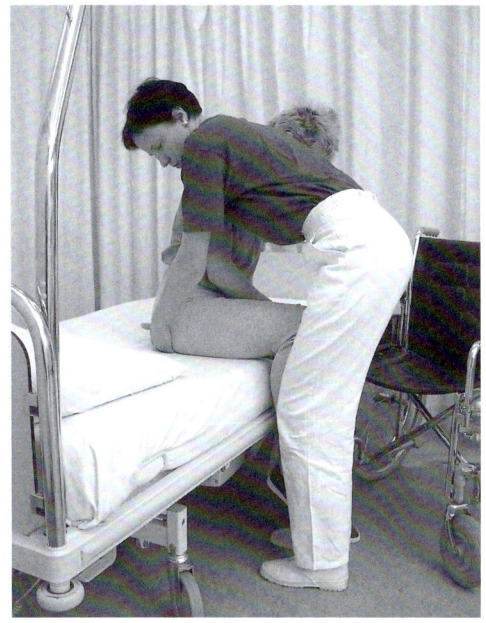

Abb. 76: Nach dem Transfer zum Bett hebt der Helfer das Bein, über das der Transfer gemacht wurde, an und fixiert es mit seinen Knien, damit der Patient nicht mehr nach vorne rutschen kann.

4.10.2 Der Patient kann mit den Armen sehr gut mithelfen

Der Rollstuhl steht im 90°-Winkel zum Bett. Die bettnahe Armlehne muss vom Rollstuhl entfernt werden. Beide Beine werden aufs Bett gehoben. Der Patient greift mit einer Hand zum Trapez oder stützt sich mit der Hand im Bett ab. Die zweite Hand stützt sich am Rollstuhl ab. Nun hebt der Patient Oberkörper und Becken ins Bett. Der Helfer sichert von hinten am Hosenbund und kann sich zur Entlastung mit einem Knie im Bett abstützen (▶ Abb. 77).

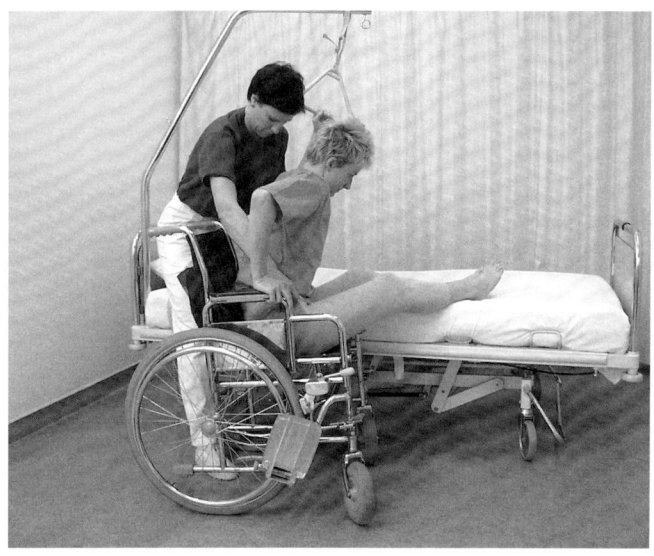

Abb. 77: Der Patient hält sich am Trapez fest und stützt sich mit einer Hand an der Seitenlehne des Rollstuhls ab. Auf diese Weise schwingt er sich zum Bett hin. Der Helfer sichert hier von hinten, er stützt sich zur Entlastung mit einem Knie im Bett ab.

Tipp

Der Patient kann sich auch mit beiden Händen am Trapez anhalten und ins Bett schwingen.

Patienten, die mit den Armen gut mithelfen, können mit Hilfe eines Rutschbretts (▶ Kap. 6.2) den Transfer in das Bett bewältigen. Dabei wird die Seitenlehne des Rollstuhls entfernt. Ein Ende des Rutschbretts wird unter das Gesäß geschoben, das andere Ende des Bretts liegt am Bett. Jetzt rutscht der Patient über das Rutschbrett hinein ins Bett. Der Helfer hilft am Becken oder am Hosenbund.

Querschnittgelähmte Patienten können ein Rutschbrett erfahrungsgemäß gut verwenden, Schlaganfallpatienten und Parkinsonpatienten kommen damit nur selten zurecht.

> **Tipp**
>
> Auch hier gilt: Ausprobieren, aber ohne ein Risiko einzugehen! Als gescheitert betrachtet werden kann der Einsatz des Rutschbretts erst, wenn der Transfer damit mehrmals nicht gelingt, denn viele Patienten, besonders ältere, müssen sich an Hilfsmittel erst gewöhnen.

4.11 Zurückrutschen im Sessel

Möchte man in einem Sessel zurückrutschen oder seinen Sitz korrigieren, beginnt man mit einer Gewichtsverlagerung nach vorne. Auf diese Weise wird das Gewicht vom Becken weg verlagert. Jetzt wird das Becken entweder mit den Füßen zurückgehoben oder der Oberkörper abwechselnd nach rechts/links zur Seite gelehnt, sodass es möglich ist, mit der gegenüberliegenden Beckenhälfte nach hinten zu rutschen (»Schinkengang« ▶ Abb. 78).

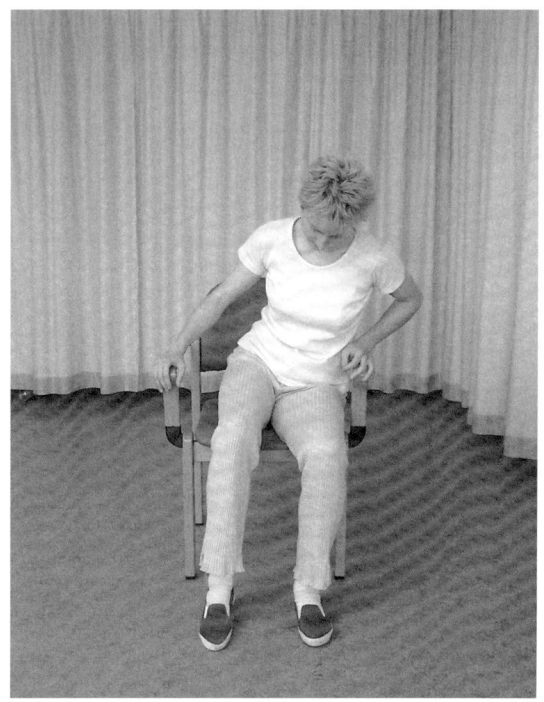

Abb. 78: Wenn man sich nach vorne und zur linken Seite hin lehnt, ist es ohne viel Anstrengung möglich, die rechte Beckenseite vor- oder zurückzuschieben.

4.11.1 Der Patient hilft mit, wenn er vorbereitet wird

Viele Patienten haben verlernt, sich in der oben genannten Weise auf das Zurückrutschen vorzubereiten. Sie können sich häufig selbst im Sessel nach hinten bewegen, wenn der Helfer die Bewegung einleitet, indem er den Oberkörper nach vorne führt und die Hände des Patienten zum Abstützen auf die Seitenlehnen gibt.

4.11.2 Der Patient braucht viel Hilfe

Der Oberkörper des Patienten wird nach vorne gebracht.

Vorsicht

Da diese Technik meist nötig ist, wenn der Patient nach vorne gerutscht ist, muss der Helfer die Knie mit seinen eigenen Knien fixieren, um den Patienten nicht aus dem Sessel zu ziehen.

Der Helfer hält ein Knie des Patienten beiderseits der Kniescheibe mit seinen Knien, verlagert das Gewicht des Patienten durch Vorlehnen des Oberkörpers auf dessen Füße und schiebt das fixierte Knie – und damit das Becken – nach hinten (▶ Abb. 79).

Merke

Es ist nicht notwendig, mit dem Patienten aufzustehen. Es reicht, wenn das Gewicht vom Becken weg nach vorne »schaukelt« und der Helfer in diesem Moment das Knie nach hinten schiebt.

Tipp

Manchmal ist eine Hilfe unter beiden Achseln mit Griff an den Schulterblättern möglich. Vorsicht: Nicht an den Armen ziehen (▶ Abb. 79).

Der Helfer kann den Patienten auch nach vorne lehnen lassen und am Hosenbund oder am Becken helfen.

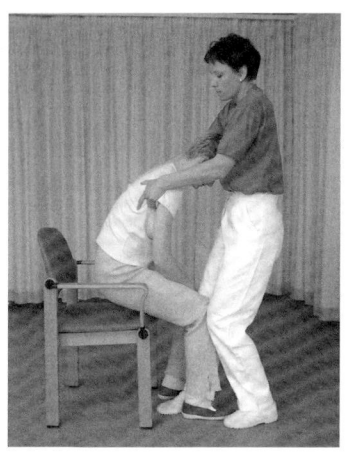

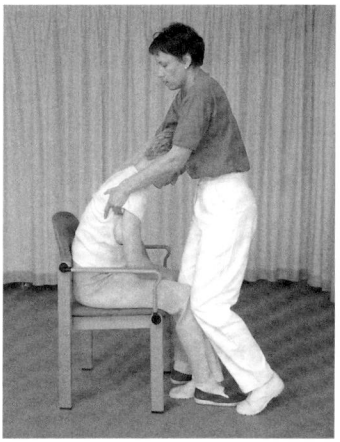

Abb. 79: Bei sehr unbeweglichen Patienten, die sich nur schwer nach vorne lehnen lassen (z.B. manche Parkinsonpatienten), reicht es häufig, mit den Händen von oben an den Schulterblättern zu halten (Vorsicht: Flächig greifen und nicht zwicken! (▶ Kap. 4.3.2) Durch einen Zug nach vorne kommt das Gewicht bereits auf die Füße. Jetzt schiebt der Helfer den Patienten an einem Knie nach hinten.

4.11.3 Der Patient kommt mit seinen Füßen nicht bis zum Boden

Wenn die Füße des Patienten nicht bis zum Boden reichen, wird der sogenannte »Schinkengang« eingesetzt:

Der Oberkörper des Patienten wird nach vorne gebracht und zu einer Seite gelehnt. Nun kann der Patient oder der Helfer die angehobene Beckenseite nach hinten rutschen. Unterstützt wird mit einer Hand unter der Beckenseite, die zurückrutscht, um die Auflage und damit die Reibung zu vermindern. Die Oberschenkel des Helfers unterstützen das Knie des Patienten zu beiden Seiten und schieben das Becken nach hinten (▶ Abb. 80).

Anschließend wird die Seite gewechselt und die andere Beckenhälfte zurückgeschoben.

Das klingt sehr umständlich, dauert aber in Wirklichkeit nicht lange, und der Rücken wird mit wenig Hebearbeit belastet.

Vorsicht

Der »Rautek-Griff«, der beim Zurückrutschen eines Patienten in den Sessel noch oft angewendet wird, ist sowohl für den Helfer als auch für den Patienten aus mehreren Gründen von Nachteil:

Bei diesem Griff belastet sich der Helfer mit einem Gewicht, das vor ihm liegt. Die notwendige Grifftechnik zwingt ihn zusätzlich meist in eine Rumpfbeugestellung und verstärkt die Belastung in ungünstiger Haltung. Außerdem wird der Oberkörper des Patienten schräg nach oben gezogen und das Gesäß deshalb meist nicht vollständig nach hinten gebracht. Ist es aber nicht weit genug hinten, dann rutscht der Patient sehr schnell wieder nach vorne aus dem Sessel.

Für die Patienten ist der »Rautek-Griff« ungünstig, weil die Schultern stark belastet werden. Er ist also nicht anwendbar bei allen Patienten, die Schmerzen oder eine Lähmung an einer Schulter haben.

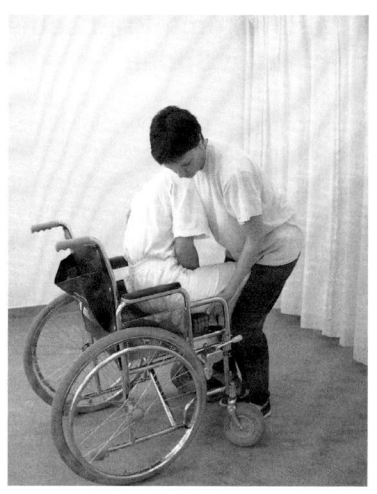

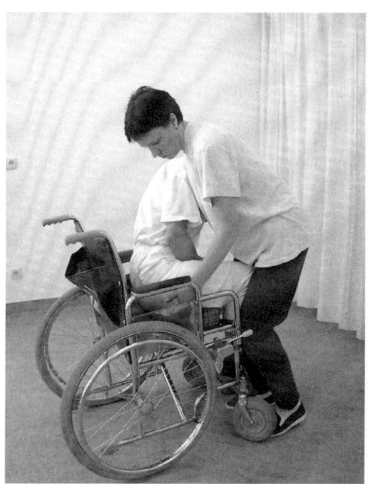

Abb. 80: Der Helfer lehnt den Patienten zu seiner linken Seite und unterstützt das rechte Patientenknie. Jetzt schiebt er den Patienten am Knie nach hinten. Der Helfer muss sich dabei vorneigen, stabilisiert aber seine Wirbelsäule in Streckung.

4.12 Führung beim Gehen

Die Art der Unterstützung beim Gehen richtet sich danach, ob der Patient

- Schwierigkeiten mit dem Gleichgewicht,
- mit der Körpergewichtsübernahme oder
- Koordinationsschwierigkeiten hat.

Patienten, die Gleichgewichtsschwierigkeiten haben, aber keine Probleme, ihr Körpergewicht selbst zu übernehmen, können von der Seite geführt werden.

Eine Hand gibt der Patientenhand leichten Halt, die andere hilft mit Unterstützung unter der Achsel zum Brustkorb hin. Der Helfer kann den Patienten am Brustkorb von sich weg schieben, bei Gleichgewichtsverlust nach hinten kann die Hand schnell auf den Rücken umgreifen, bei Gleichgewichtsverlust nach vorne korrigiert der Helfer mit der vorderen Hand am Brustbein.

Bei Bedarf verwendet der Patient zusätzlich einen Gehstock oder eine Vierfuß-Gehhilfe an der gegenüber liegenden Seite. Diese Art der Führung ist auch geeignet, wenn der Patient den Umgang mit diesen Gehhilfen erüben soll. Die Führung sollte im Idealfall dann immer weniger werden, bis der Patient selbständig gehen kann.

Einen stärkeren Gleichgewichtsverlust zur Gegenseite kann der Helfer auf diese Weise kaum korrigieren, da er nicht am Oberarm des Patienten ziehen soll.

Das gilt natürlich in besonderem Maße für alle Patienten, die Lähmungen oder Schmerzen an diesem Arm haben!

Merke

Aber auch wenn die Schulter nicht schmerzt, kann eine Gewichtsübernahme mit dem Arm nur dann erfolgen, wenn der Schultergürtel gut muskulär stabilisiert ist: Nur Patienten, die sich selbst mit den Armen hochziehen oder z. B. aus dem Sessel hochdrücken können, haben ausreichend Kraft, um ihre Schulter zu schützen.

Tipp

Die meisten Patienten haben eine Fallneigung bevorzugt in eine Richtung. Der Helfer steht in diesem Fall an der Seite, zu der der Patient stürzen würde. Er kann so auch sein Körpergewicht besser einsetzen, um den Patienten zu stützen.

Die Hand unter der Achsel dient im Übrigen auch als »Sensor«, um zu spüren, ob der Patient aus dem Gleichgewicht kommt, v. a. auch, wenn der Helfer abgelenkt wird und nicht zum Patienten hinsieht (▶ Abb. 81).

Führung an der Hand alleine wäre beim Gehen nicht ausreichend, da der Helfer fast keine Unterstützung geben kann, sollte der Patient stolpern.

Ich muss es in der Regel ablehnen, wenn sich ein Patient bei mir einhängen will. Im Falle eines Stolperns kann ich nicht rechtzeitig zum Patienten greifen, da meine Hand »besetzt« ist. Diese Führung ist nur geeignet, wenn sich der Patient beim Stolpern selbst stützen und korrigieren kann.

Das kann beispielsweise bei blinden Patienten der Fall sein, die nur eine Führung brauchen. Blinde Menschen bevorzugen es aber häufig, selbst mit der Hand an der Schulter der Begleitperson Kontakt zu halten.

Während des Führens sollte die Aufmerksamkeit des Helfers in erster Linie auf die Füße des Patienten gerichtet sein (Die Umrisse des Patienten sind dann ohnehin im peripheren Blickfeld!). Oft passiert ein Stolpern durch Hängenbleiben eines Fußes. Ein daraus resultierender Gleichgewichtsverlust und in weiterer Folge ein Sturz kann am sichersten verhindert werden, wenn der Helfer sofort unterstützen kann.

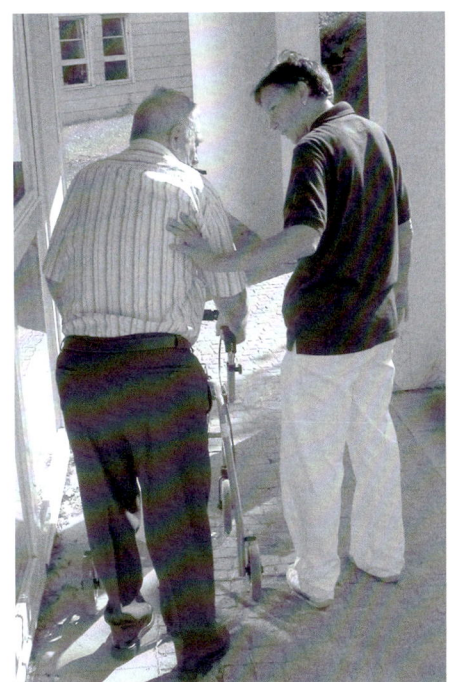

Abb. 81: Auch wenn der Patient ein Hilfsmittel wie einen Gehbock oder einen Rollator verwendet, trotzdem aber zur Sicherheit Begleitung oder Aufsicht benötigt, sollte der Helfer mit einer »Sensorhand« am Rumpf des Patienten Kontakt haben, um rechtzeitig auf eine Unsicherheit aufmerksam zu werden.

Merke

Ungünstig ist es aus diesem Grund auch, wenn der Patient einen weiten Bademantel trägt und die Füße nicht zu sehen sind.

4.12.1 Besonderheiten beim Führen eines Schlaganfallpatienten

Diese Patienten brauchen Hilfe von der Seite, auf der sie gelähmt sind. Der Helfer führt unter der Achsel mit Griff zum Brustkorb, er kann eventuell auch etwas Gewicht übernehmen, wenn er am Schulterblatt unterstützt (▶ Abb. 82).

Der Patient kann mit der nicht betroffenen Hand bei Bedarf einen Gehstock, eine Unterarmstütze oder eine Vierfuß-Gehhilfe verwenden.

Einen Gehbock oder einen Rollator können Schlaganfallpatienten nur verwenden, wenn sie mit der gelähmten Hand gut stützen und das Hilfsmittel gezielt bewegen können.

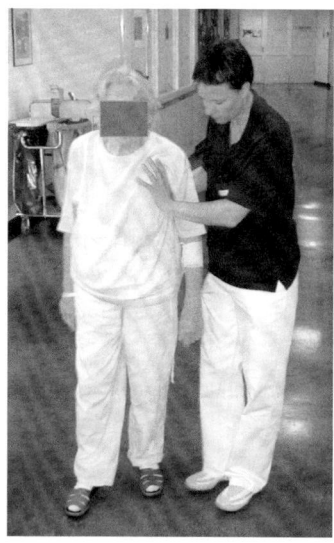

Abb. 82: Der Helfer kann mit beiden Händen den Brustkorb sichern – vorne mit Halt am Brustkorb von der Achsel zum Brustbein, hinten mit Griff am Schulterblatt. Bei Bedarf kann die hintere Hand auch zur gegenüberliegenden Beckenseite umgreifen, etwa um eine Gewichtsverlagerung zu unterstützen.

Wenn der Patient sicherer beim Gehen wird, kann die Unterstützung schrittweise abgebaut werden.

Nicht geeignet ist bei diesen Patienten eine Führung an der gelähmten Hand, da sich der Patient wegen seiner Lähmung nicht abstützen oder anhalten kann. Eine schlaff gelähmte Hand bietet kaum Kraftübertragung über den Schultergürtel zum Rumpf.

Es besteht die Gefahr, die gelähmte Schulter zu verletzen und ein sehr schmerzhaftes Schultersyndrom auszulösen!

Führung an der gesunden Seite ist bei Schlaganfallpatienten nicht geeignet, da sie meist zur gelähmten Seite fallen:

- der gelähmte Fuß bleibt hängen oder sinkt ein,
- der Patient drückt (»pusht«) zur gelähmten Seite.

Bei Führung an der gesunden Seite müsste der Helfer in all diesen Fällen viel Gewicht übernehmen, um einen Sturz zu verhindern.

4.12.2 Besonderheiten beim Führen eines Parkinsonpatienten

Gehbehinderte Parkinsonpatienten haben häufig Probleme, weil sie nach vorne fallen und die regelmäßige Gewichtsverlagerung nach rechts/links schwer einleiten und aufrechterhalten können. Diese Patienten profitieren oft von Gehhilfen wie Gehbock oder Rollator. Das Abstützen verringert die Gefahr, nach vorne zu fallen.

Bei leichter Gangunsicherheit kann ein einfacher Gehstock ausreichend sein.

Eventuell benötigt der Patient zusätzlich noch Hilfe für die Gewichtsverlagerung, entweder am Brustkorb oder am Becken. Kann sich der Patient nicht selbst mit den Händen abstützen und braucht Führung von einem oder zwei Helfern, dann bietet der Helfer eine Hand zum Anhalten an und unterstützt mit der zweiten Hand unter der Achsel. Der Helfer ermöglicht so dem Patienten, teilweise sein Körpergewicht über die Achselunterstützung abzugeben, vorausgesetzt der Patient kann sich aktiv über den Schultergürtel stützen und »hängt« nicht in der Unterstützung.

Wenn der Patient beim Gehen ins Stocken kommt, weil er Schwierigkeiten mit dem Gangrhythmus oder ein »Freezing-Phänomen« (plötzliches Erstarren) hat, kann es sinnvoller sei, ganz stehen zu bleiben und nach einer kurzen Pause neu zu »starten«. Eventuell helfen verbale »Kommandos« wie »rechts – links« oder »eins – zwei«. Manchmal helfen nonverbale »Kommandos« wie ein klares Kontaktführen nach rechts und links, um den Gangrhythmus einzuleiten oder zu unterstützen. Beim Freezing kann es für den Patienten hilfreich sein, sich vorzustellen, über eine Stufe zu steigen, um das Gehen erneut einzuleiten.

4.12.3 Besonderheiten beim Führen eines Demenzkranken

Diese Patienten haben meist ähnliche Probleme wie Parkinsonkranke und brauchen dann ebenfalls Unterstützung wie oben beschrieben.

Beim Hinsetzen und Aufstehen fallen diese Patienten häufig durch unkoordinierte Bewegungsabläufe auf und brauchen hier bereits früh Unterstützung.

> **Merke**
>
> Das Hinsetzen ist eine viel komplexere Handlung als das Gehen und verlangt Planung, um ausreichend nahe zum Sessel zu gehen, zu drehen, einen Schritt zur Seite oder zurück zu machen, um zur Sitzkante zu kommen, ausreichende Vorlage des Oberkörpers und langsames Absetzen.

Häufig ist ein verbales Kommando in diesen Fällen nicht mehr sinnvoll, manche Patienten werden sogar ungeschickter, wenn sie verbal angeleitet werden, da die Informationsverarbeitung in diesem Bereich gestört sein kann. Hier ist es hilfreicher, den Patienten über Führungskontakt anzuleiten und die Bewegungsaufgabe nur in groben Zügen zu kommentieren. (»Ich helfe Ihnen jetzt beim Hinsetzen...«). Es kann sogar sinnvoll sein, von der Bewegungsaufgabe überhaupt abzulenken – ausprobieren!

In fortgeschrittenen Krankheitsstadien fallen diese Patienten häufig nach hinten und nicht mehr nach vorne. Ein Gehbock oder ein Rollator kann hilfreich sein, den Oberkörper nach vorne zu bringen.

Bei Führung durch einen oder zwei Helfer kann es nötig sein, am Rücken zu unterstützen, um das Fallen nach hinten zu verhindern. Dabei sollte der Helfer aber nicht zu viel schieben, da der Patient dann umso mehr zurückdrückt. Es ist oft sehr schwierig, das richtige Mittelmaß zu finden!

Entscheidend ist es auch, das richtige Gangtempo für den Patienten zu finden. Wenn der Patient das Gefühl hat, zu schnell nach vorne gebracht zu werden, wehrt er sich oft mit Gegenhalt, und es kommt zu keiner Schrittauslösung mehr. In diesem Fall ist es besser, stehen zu bleiben und neu zu »starten«.

4.12.4 Besonderheiten beim Führen von Patienten mit Arthrosen

Patienten mit Arthrosen an einer unteren Extremität sollten das Gewicht für das betroffene Gelenk mittels einer Gehhilfe an der gegenüberliegenden Seite reduzieren. Zeitgleich mit dem betroffenen Bein wird die an der gegenüberliegenden Seite geführte Gehhilfe nach vorne gebracht. Während der Standbeinphase des Beins wird teilweise Gewicht über die Hand abgestützt.

Die Griffhöhe für den Gehstock oder die Unterarmstütze sollte im Stehen, bei seitlich hängender Hand, etwa auf Höhe des Handgelenks eingestellt werden (▶ Abb. 104).

Bei Arthrosen an Gelenken beider unterer Extremitäten kann der Patient zwei Unterarmstützen, zwei Gehstöcke oder einen Rollator verwenden.

Bei Führung durch einen oder zwei Helfer kann der Patient Gewicht an den Helfer abgeben. Die Führung kann dann so erfolgen, wie im Kapitel »Besonderheiten beim Führen eines Parkinsonpatienten« beschrieben wurde (▶ Kap. 4.12.2).

Die Ellbogen des Patienten sollen nahe am Körper bleiben, damit eine Hebelwirkung an der Schulter vermieden wird.

4.13 Aufstehen vom Boden

4.13.1 Aufstehen über den Vierfüßlerstand-Kniestand

Die üblichste Methode für Menschen mit leichteren Bewegungsproblemen, vom Boden wieder hochzukommen, ist die, aus dem Langsitz in den seitlichen Sitz zu kommen, dann in den Vierfüßlerstand zu gehen und mit Abstützen der Hände aufzustehen (▶ Abb. 83, ▶ Abb. 84).

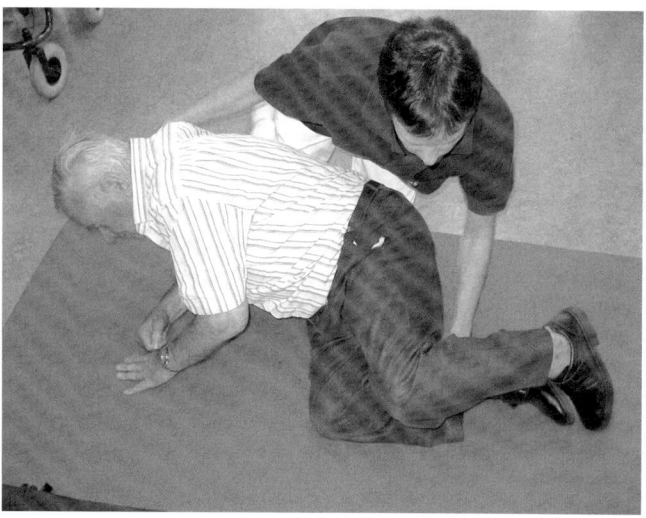

Abb. 83: Das Aufstehen vom Boden erfordert sehr gute Beweglichkeit der Hüft- und Kniegelenke und gute Kraft der Beinmuskulatur. Der Helfer hilft, wenn nötig, die Bewegungsübergänge zu erleichtern und das Gleichgewicht zu halten.

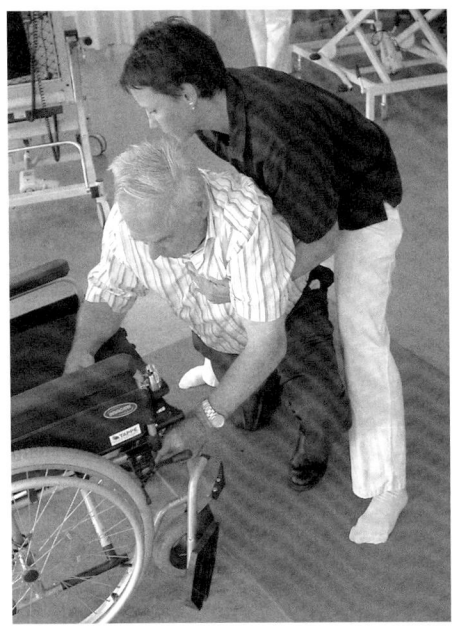

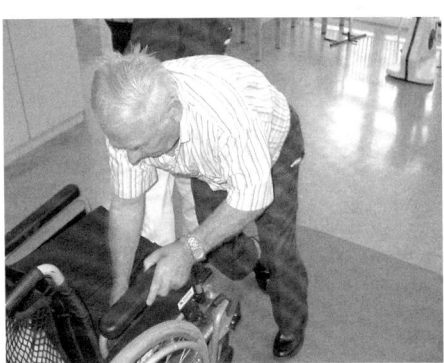

Abb. 84: Meist ist es hilfreich, im Langsitz oder seitlichen Sitz zu einem Sessel zu rutschen, um sich dort beim Aufstehen abstützen zu können.

4.13.2 Kniestand ist nicht möglich, aufstehen mit Abstützen

Leider sind viele ältere Patienten aus den unterschiedlichsten Gründen (Schmerzen, Bewegungseinschränkung, die meisten Patienten mit Knieendoprothetik) nicht mehr in der Lage, in den Kniestand zu kommen.

Diese Methode erfordert weniger Beweglichkeit der Kniegelenke, dafür aber mehr Kraft (▶ Abb. 85).

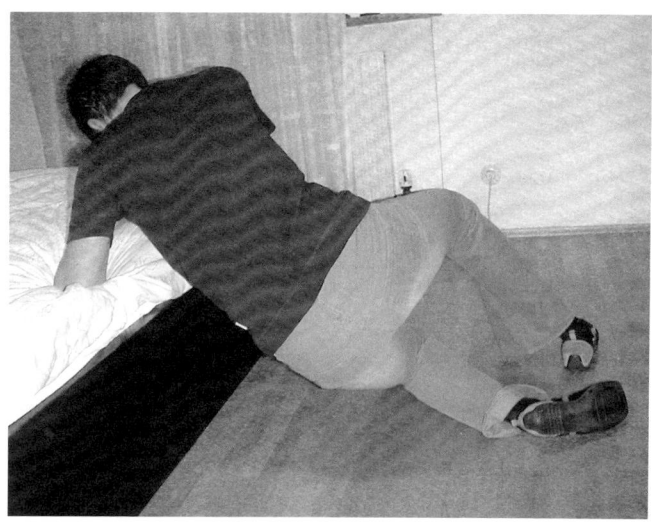

Abb. 85: Wenn der Kniestand nicht möglich ist, kann der Patient aus dem halb-seitlichen Sitzen den Fuß über dem anderen Bein kreuzend am Boden aufsetzen und gleich hochkommen. Die Schuhe müssen hierzu sehr rutschfest sein. Auch hier ist ein Sessel zum Anhalten notwendig.

5 Lagerungen

Im Folgenden werden nur die häufigsten Lagerungen und Grundsätzliches dazu beschrieben.

Wichtig für alle Lagerungen ist, dass sich der Patient wohlfühlt und entspannen kann. Unbequeme oder sogar schmerzhafte Positionen erhöhen die Spannung der Muskulatur.

Um ein Druckgeschwür (Dekubitus) zu vermeiden, dürfen Patienten, die ihre Stellung nicht selbständig verändern können, höchstens zwei Stunden in der gleichen Lagerung verbleiben. Stark dekubitusgefährdete Patienten müssen sogar häufiger umgelagert werden.

Mittlerweile gibt es für diese Patienten bereits hervorragende Spezialmatratzen und Wechseldrucksysteme.

5.1 Rückenlage

Üblicherweise ist nur der Kopf, nicht aber die Schultern mit einem Kissen zu unterlagern. Die Höhe des Polsters wird dabei durch die Form der Halswirbelsäule und damit durch die Stellung des Kopfs im Verhältnis zum Brustkorb bestimmt.

Viele ältere Patienten (Parkinsonkranke und auch Patienten mit Wirbelkörpereinbrüchen bei Osteoporose) haben bereits eine starke Kyphose der Brustwirbelsäule; diese Patienten benötigen eine ausreichende hohe Unterstützung des Kopfs und häufig sogar der Schultern. Es sollte jedenfalls nicht der Eindruck entstehen, dass die Schultern oder der Kopf nicht entspannt abgelegt werden können.

> **Tipp**
>
> Ein Kissen unter den Unterschenkeln ist für die meisten Patienten sehr bequem, es sollte aber möglichst einmal am Tag für mindestens 30 Minuten entfernt werden, damit Hüftgelenke und Kniegelenke nicht in leichter Beugestellung versteifen (▶ Abb. 86).

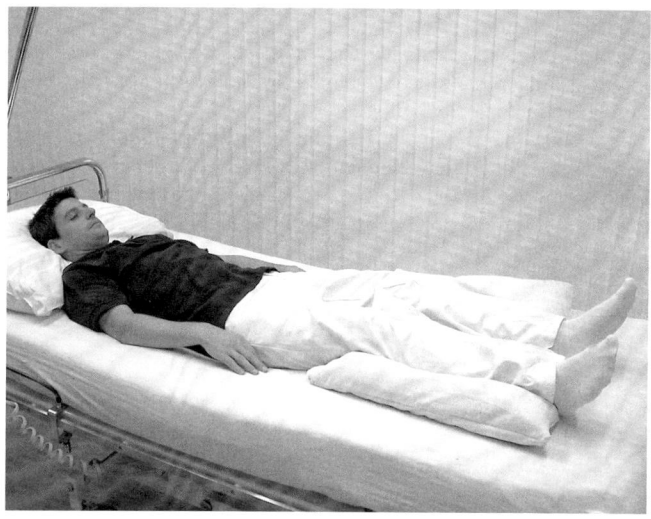

Abb. 86: Unter den Unterschenkeln wird in Rückenlagerung häufig ein weiches Kissen unterlagert, um die Fersen frei zu lagern, den Zug auf die vorderen Strukturen (Bauchmuskeln, Hüftbeugemuskulatur etc.) zu verringern und die Wirbelsäule zu entlasten.
Ob die Fersen tatsächlich entlastet sind, kann leicht überprüft werden, indem der Helfer unter den Fersen durchzugreifen versucht und so den Auflagedruck erspürt.

Schlaganfallpatienten oder auch andere Patienten mit Lähmungen benötigen zusätzlich ein Kissen unter dem gelähmten Arm, am besten leicht ansteigend von der Schulter bis zur Hand, um einer Schwellung der Hand entgegenzuwirken (▶ Abb. 87).

Patienten, die eine sehr ausgeprägte Kyphose der Brustwirbelsäule haben, und Patienten mit bereits stärkeren Kontrakturen der Hüftgelenke brauchen eventuell bereits ein hochgestelltes Kopfteil, um entspannt gelagert werden zu können. Ein Kissen unter den Knien verhindert das Rutschen zum Bettende hin.

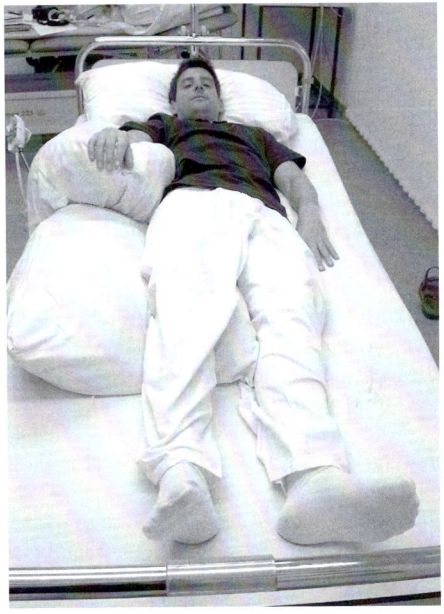

Abb. 87: Bei Schlaganfallpatienten ist die gelähmte Seite in Rückenlage manchmal durch die einseitig erhöhte Spannung am Rumpf weiter unten als die nicht betroffene. Rollt das Bein aus diesem Grund nach außen, so kann diese Stellung durch ein Kissen von Kreuzbein bis Knie unter der betroffenen Seite korrigiert werden.

Das ist auch eine mögliche Lagerung für Demenzkranke, die im Endstadium ihrer Erkrankung manchmal eine starke, nicht korrigierbare Beugestellung entwickeln.

Patienten mit schweren Herzerkrankungen und Patienten mit schweren Atemwegserkrankungen benötigen wegen ihrer Atemnot eine Hochlagerung des Oberkörpers und als zusätzliche Atemerleichterung eine seitliche Unterlagerung der Arme.

5.2   Seitenlage 90°

Der untenliegende Arm liegt meist am entspanntesten, wenn er in annähernd 90°-Beugestellung des Schultergelenks vor dem Körper gelagert ist. Der Ellbogen kann in Beuge- oder Streckstellung gelagert werden: Bei Schlaganfallpatienten wird bei dieser Lagerung der gelähmte Arm in Streckung gelagert, um einer Beugekontraktur entgegenzuwirken (▶ Abb. 88, ▶ Abb. 89).

Bei dieser Lagerung ist auch zu beachten, dass die Körperabschnitte Brustkorb und Becken nicht verdreht gelagert werden. Die Lendenwirbelsäule verfügt nur über sehr wenig Rotationsfähigkeit, und eine solche Stellung würde nach kurzer Zeit unangenehm (▶ Abb. 90).

Das oben liegende Bein muss daher ausreichend unterlagert werden, denn ein Zug des Oberschenkels würde die Beckenseite nach vorne bringen.

Je nach Länge des Oberschenkels im Verhältnis zur Beckenbreite sind ein bis zwei Kissen für die Unterlagerung des Beines notwendig.

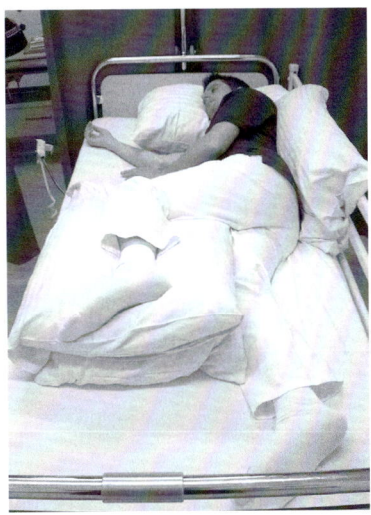

Abb. 88: Der Kopf muss ausreichend unterlagert werden, damit das Gewicht des Kopfs nicht auf den Schultergürtel drückt. Der Polster sollte aber nur den Kopf unterlagern, der Schultergürtel bleibt frei, da er in dieser Stellung weiter unten ist.

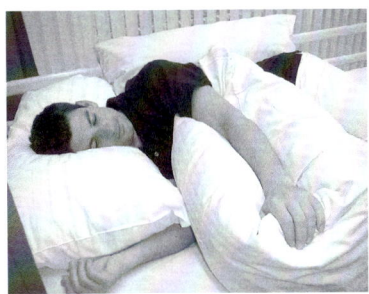

Abb. 89: Hier wird ein Patient gelagert, dessen oben liegender Arm gelähmt ist. Um einer Schwellung der gelähmten Hand vorzubeugen, sollte der oben liegende Arm mit einem Polster unterlagert werden. Außerdem hängt dadurch das Armgewicht nicht an der gelähmten Schulter.

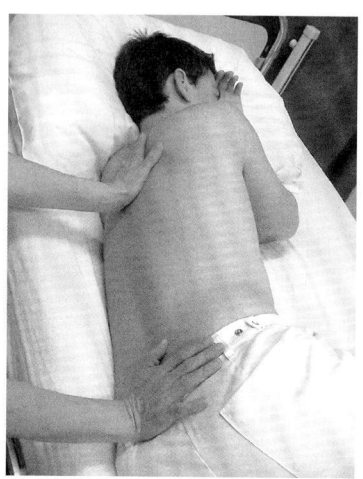

Abb. 90: Um die Stellung der Wirbelsäule zu überprüfen, kann der Helfer eine Hand auf den Rücken zwischen die Schulterblätter legen und die andere auf das Kreuzbein. So kann er die Drehung der Wirbelsäule einigermaßen abschätzen, da die Optik, besonders durch die veränderbare Stellung der Schulterblätter, täuschen kann.

5.3 Seitenlage 30°

Diese Lagerung ist sehr häufig nötig, da einige Patienten nicht in 90°-Seitenlage liegen können (▶ Abb. 91):

- sehr korpulente Patienten können in 90°-Seitenlage nicht bequem gelagert werden;
- hochgradig dekubitusgefährdete Patienten können wegen des hohen Auflagedrucks im Hüftbereich nicht in diese Lagerung gebracht werden;

- Patienten, die eine Erhöhung des Kopfteils zur Linderung ihrer Atemnot brauchen, können ebenfalls nicht ganz zur Seite gedreht werden.

Bauchlage und 135°-Seitenlage spreche ich in an dieser Stelle nicht an. Dies sind zwar Lagerungen, die viele aus dem (eigenen) Alltag kennen, sie eignen sich aber für die in diesem Buch angesprochenen Patientengruppen wegen der extremen Stellung der Schultergelenke und der Halswirbelsäule meist nicht mehr. Solange allerdings der Patient noch in der Lage ist, sich auf den Bauch zu drehen, sollten wir ihn unbedingt dazu ermutigen, denn diese Stellung ist am besten geeignet, um Beugefehlstellungen der Hüftgelenke oder des Rumpfs zu verhindern.

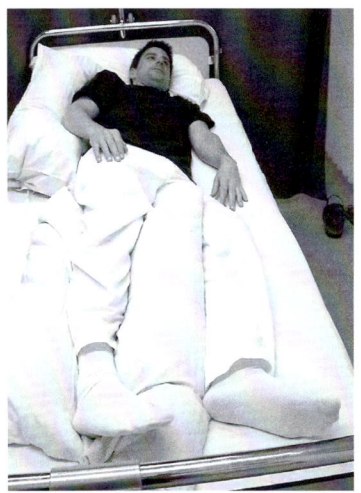

Abb. 91: Der Rumpf wird aus der Rückenlage etwas nach vorne gedreht und von den Schultern bis zum Becken unterlagert. Das unten liegende Bein wird nach vorne gebracht, das oben liegende Bein wird dahinter in Beugestellung ausreichend unterlagert. In dieser Lagerung ist vor allem darauf zu achten, dass die Lendenwirbelsäule nicht in ein »Hohlkreuz« gezogen wird.

6 Hilfsmittel

Hilfsmittel sind keine Allheilmittel, aber in *Einzelfällen* eine großartige *Arbeitserleichterung*.
Überlegen Sie im Vorfeld, was Sie mit dem Hilfsmittel erreichen wollen, wann und wofür Sie es benötigen.

Die im Folgenden vorgestellten Hilfsmittel dienen zur Erleichterung von Bewegungsabläufen oder Lagerungen und sind nur eine Auswahl an der immer größer werdenden Anzahl von Möglichkeiten.

Lassen Sie sich von Hilfsmittelanbietern beraten, wenn Sie eine Hilfsmittelanschaffung planen. Die »Checkliste für die Anschaffung von Hilfsmitteln« soll Ihnen im Vorfeld helfen, zu überlegen, welche Informationen Sie im Beratungsgespräch einholen möchten, sodass Sie dann die richtigen Fragen stellen können.

Merke

Viele Patienten brauchen einige Tage Zeit, um sich an eine neue Hilfe zu gewöhnen. Es ist möglich, dass es mehrere Bewegungsdurchführungen braucht, damit sich Helfer und Patient an das Hilfsmittel gewöhnen und es zu beiderseitigem Nutzen optimal einsetzen können.

Ideal ist es, wenn Sie ein Hilfsmittel unter den geplanten Bedingungen einige Tage lang ausprobieren können, damit Sie feststellen können, ob die Anschaffung auch das erwartete Ergebnis bringt.

Checkliste für die Anschaffung von Hilfsmitteln

Es ist von Vorteil, den geplanten Ablauf des Einsatzes eines Hilfsmittels im Vorfeld bereits ohne Hilfsmittel mit einem Helfer durchzugehen, um sich über eventuelle Probleme klar zu werden: wo braucht es Unterstützung, wo braucht es ausreichend Beweglichkeit, Kraft oder Gleichgewicht?

Grund für den Hilfsmitteleinsatz:
das Hilfsmittel hilft, *Körpergewicht* zu übernehmen

- das Körpergewicht wird teilweise übernommen
    - der Patient ist schwach, kann aber teilweise mithelfen
    - der Patient soll Teile seines Körpers nicht mit Gewicht belasten (z. B. wegen einer Fraktur)
- das Körpergewicht soll zur Gänze übernommen werden
    - der Patient ist nicht in der Lage zu helfen oder darf nicht belasten

das Hilfsmittel hilft, mangelnde *Gleichgewichtsfähigkeit* auszugleichen

- beachte: Ausmaß der Gleichgewichtsprobleme
- beachte: in welche Richtung fällt/drückt der Patient?

das Hilfsmittel hilft den *Bewegungsvorgang* durchzuführen

- Rutschen oder Ziehen an Stelle von Bewegungen
  Beachte: bei welchen Teilen der Bewegung kann der Betroffene mithelfen, welche Bewegungseinschränkungen (Kontrakturen, mangelndes Bewegungsausmaß) bereiten Probleme?

Verwendung des Hilfsmittels:
das Hilfsmittel wird vom Helfer verwendet

- das Hilfsmittel ist für den geplanten Bewegungsablauf geeignet
- die räumlichen Gegebenheiten bieten ausreichend Platz, damit der Helfer während des Bewegungsablaufes unterstützen kann

das Hilfsmittel wird vom Betroffenen verwendet

- das Hilfsmittel ist für den geplanten Bewegungsablauf geeignet
- Griffe sind in einer Position, in der sie vom Patienten benutzt werden können
- Bedienelemente sind in einer Position, in der sie vom Patienten bedient werden können, sie sind ausreichend groß für die Bedienung und gut sichtbar

das Hilfsmittel wird (teilweise) von beiden verwendet

- das Hilfsmittel ist für den geplanten Bewegungsablauf geeignet
- die räumlichen Gegebenheiten bieten ausreichend Platz, damit der Helfer während des Bewegungsablaufes unterstützend eingreifen kann
- Störungen bei der gemeinsamen Benutzung sind nicht zu erwarten, Verletzungen bei der gemeinsamen Benutzung sind ausgeschlossen (z. B. Verletzungsgefahr durch Einklemmen beim Absenken)

Kosten des Hilfsmittels: im Vorfeld eventuelle Kostenübernahmen abklären

Lagerung des Hilfsmittels:

- das Hilfsmittel kann in gut erreichbarer Nähe gelagert werden
- das Hilfsmittel nimmt während der Lagerung keinen Schaden
- für Hilfsmittel mit Ladegerät: Laden während der Lagerung ist möglich

Hygienische Aspekte: Reinigung des Hilfsmittels, hygienische Vorgaben in den Einrichtungen

Bei elektrischen Antrieben: Anschlussmöglichkeit, Batterie, Wartung, Möglichkeiten bei Ausfall des Antriebes, gesetzliche Vorgaben

Montagemöglichkeit: Anbringung des Hilfsmittels (z. B. Haltegriffe, Lifter), eventuell notwendige bauliche Maßnahmen

6.1 Umsetz- und Hebehilfen

Drehscheibe

Dieses Hilfsmittel ist sinnvoll, wenn beim Umsetzen des Patienten das eigentliche Problem nicht das Stehen, sondern das Drehen ist. Es ist auch gut geeignet für den Einsatz in engen Räumen, z. B. Bad oder Toilette (▶ Abb. 92).

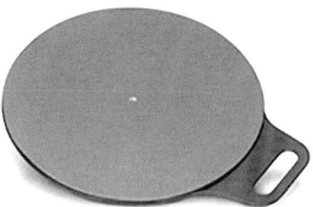

Abb. 92: Alpha Drehscheibe (MEYRA GmbH, www.meyra.de)

Beispiel

Ich habe mit einer Patientin gearbeitet, die an schweren Arthrosen der Sprunggelenke litt. Sie konnte zwar beim Aufstehen gut mitarbeiten, hatte aber beim Umsetzen durch die Belastung ihrer Sprunggelenke große Schmerzen. Hier hat sich der Einsatz einer Drehscheibe bewährt, denn die Patientin konnte mit wenig Unterstützung aufstehen, und die Drehung war mit Hilfe der Drehscheibe weitgehend beschwerdefrei möglich.

Für Patienten, die Störungen mit dem Gleichgewicht und mit der Raumwahrnehmung haben, ist eine Drehscheibe kein geeignetes Hilfsmittel, da sich die Unterstützungsfläche bewegt und der Patient verunsichert wird. Daher ist dieses Hilfsmittel nur selten für Schlaganfallpatienten verwendbar.

Rutschbrett

Das Rutschbrett ist eine Umsetzhilfe, z. B. für den Transfer vom Rollstuhl ins Bett oder vom Rollstuhl ins Auto. Dieses Hilfsmittel können diejenigen Patienten gut einsetzen, die mit den Armen mithelfen und in Bezug auf das Gleichgewicht nicht stark beeinträchtigt sind. Es ist daher gut geeignet für querschnittgelähmte Patienten, nicht jedoch für Schlaganfallpatienten (▶ Abb. 93).

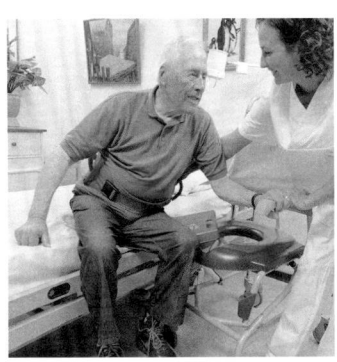

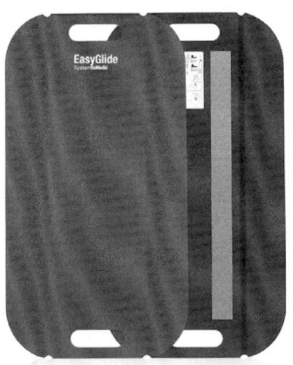

Abb. 93: Rutschbrett Easy Glide (RMT RehaMed Technology GmbH, www.handicare.com)

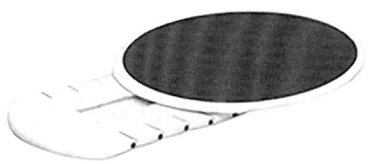

Abb. 94: Moby-Drehscheibe (MEYRA GmbH, www.meyra.de)

Es gibt auch Drehscheiben mit Rutschfunktion, die das Umsetzen auf einen Badewannensitz oder Badewannenlift erleichtern. (▶ Abb. 94).

Rollbrett

Ein Rollbrett besteht aus einem festen Innenteil, das mit einem Rolltuch in Form eines Endlosschlauches überzogen ist. Der Transfer eines Patienten zu einem anderen Bett oder zu einer Untersuchungsliege etc. ist möglich durch das nahezu reibungslose Umlaufen des Rolltuchs um das feste Innenteil. Mit diesem Hilfsmittel können auch Zwischenräume bis zu 20 cm überbrückt und leichte Höhenunterschiede überwunden werden (▶ Abb. 95).

Dieses Hilfsmittel ist ausgezeichnet geeignet zum Umlagern eines Patienten vom Bett zu einem anderen Bett oder zu einer Liege. Zum leichteren Transport und zur Aufbewahrung ist dieses Hilfsmittel auch faltbar (▶ Abb. 95).

Es gibt im Hilfsmittelhandel auch Gleitmatten und Gleitlaken: es handelt sich hier um verschiebbare Endlosschläuche. Sie können zum Umpositionieren, Verlagern und Drehen im Bett und zum Verändern der Sitzposition im Rollstuhl eingesetzt werden. Durch Reduktion der Reibung werden mit diesen Hilfsmitteln Bewegungsübergänge mit weniger Kraftaufwand durchführbar. Hebevorgänge werden dadurch reduziert.

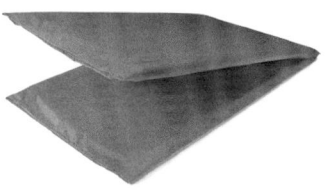

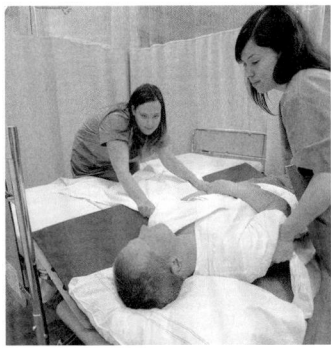

Abb. 95: RollerSlide (RMT RehaMed Technology GmbH, www.handi¬care.com)

Umlagerungshilfe

Ein Umlagerungsgurt kann zur Erleichterung des Transfers eingesetzt werden bei Patienten, bei denen die Beine nicht in Streckung gebracht werden können (▶ Kap. 4.8.6). Die Füße des Patienten müssen von der Sitzmöglichkeit bis zum Boden reichen. Zuerst wird das Becken des Patienten auf den Gurt gebracht. Dazu wird der Oberkörper zuerst zur einen und dann zur anderen Seite gelehnt und der Gurt jeweils unter die entlastete Beckenhälfte geschoben.

Nun fixiert der Helfer ein Knie (das Knie, das näher zu der Sitzmöglichkeit ist, zu der gedreht wird) beidseits der Kniescheibe. Der Helfer nimmt die Griffe des Gurts, lehnt sich mit aufgerichtetem Oberkörper zurück und hebt den Patienten auf diese Weise an. Der Patient wird zum Sessel gedreht und abgesetzt (▶ Abb. 97).

Auch beim Transfer auf den Beifahrersitz eines Autos kann dieses Hilfsmittel gut eingesetzt werden (▶ Abb. 96).

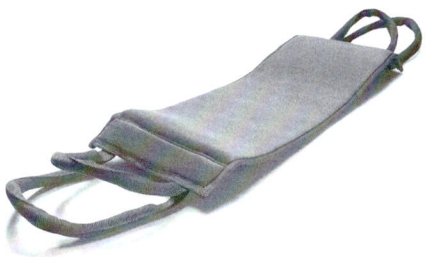

Abb. 96: FlexiMove (RMT RehaMed Technology GmbH, www.handi¬care.com)

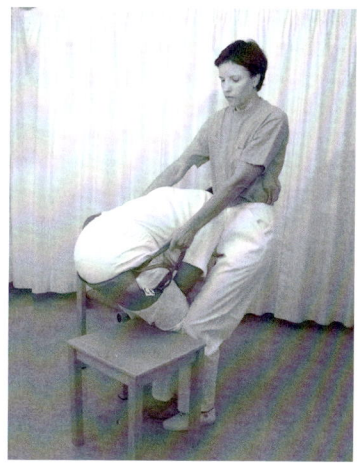

Abb. 97: Der Helfer fixiert das rechte Knie des Patienten, kippt den Patienten mit Hilfe des Gurts an und schwenkt ihn zum Hocker. Der Patient kann nicht zur Seite fallen, wenn der Helfer ihn am Oberkörper entweder mit seinen Armen oder mit Becken/ Oberschenkel abstützt.

Hebelifter

Sie sind einsetzbar bei Transfers und bei der Bewältigung von kürzeren Strecken.
Es gibt deckenmontierte und mobile Systeme:
Deckenmontierte Systeme haben den Vorteil, dass sie von allen Seiten gut zugänglich sind. Wenn sie nicht benötigt werden sind sie am Schienensystem verstaut. Mit Schienensystemen können auch Wege im Wohnbereich zurückgelegt werden. Nicht alle Räumlichkeiten sind jedoch für die Installation geeignet.

Mobile Systemen sind variabel einsetzbar und für die oft beengten Verhältnisse in der häuslichen Pflege gut geeignet (▶ Abb. 98). Mit ihnen können auch kürzere Distanzen zurückgelegt werden. Diese Lifter sind meist auch geeignet, Personen vom Boden aufzuheben.

Sinn machen solche Hebehilfen besonders bei Patienten, die mit ihren Beinen kein Gewicht übernehmen können: Patienten mit in Beugung versteiften Gelenken der unteren Extremitäten und gelähmte Patienten, mit denen der Transfer für den Helfer zu schwer ist (übergewichtige und auch sehr große Patienten, die ein Helfer nicht ausreichend halten kann).

Es gibt die verschiedensten Modelle. Der Helfer muss sich zunächst im Umgang mit dem Apparat vertraut machen. Ist ein solches Hilfsmittel in einer Abteilung vorhanden, sollte der Umgang damit (am besten zuerst mit den Kollegen) geübt werden, um im Bedarfsfall diese Hilfe sicher einsetzen zu können. Wird ein Hebelifter richtig verwendet, kann der Helfer die Belastung für seinen Rücken auf ein Minimum reduzieren.

Manche Patienten reagieren bei solchen Hilfsmitteln mit Angst, da sie ihre Unterstützungsfläche verlieren und in der Luft schweben. Hier kann es hilfreich sein, wenn der Helfer nahe beim Patienten bleibt und ihm über Handkontakt Sicherheit vermittelt.

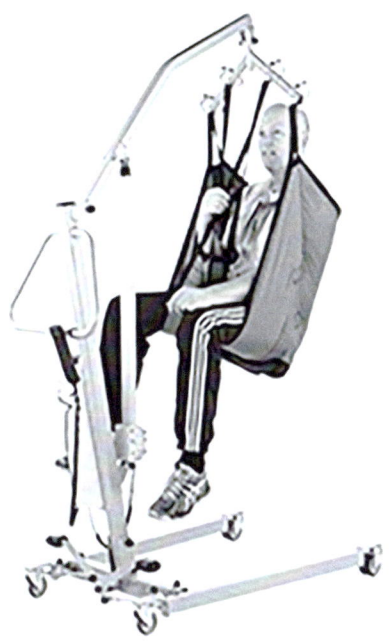

Abb. 98: Sito Personenlifter (MEYRA GmbH, www.meyra.de)

Manuelle Hebehilfe, Hebegurt

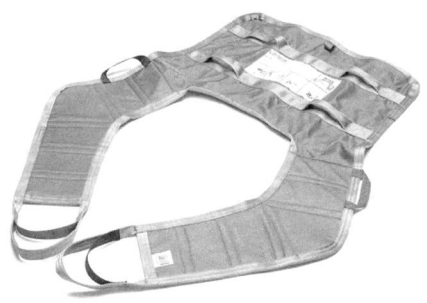

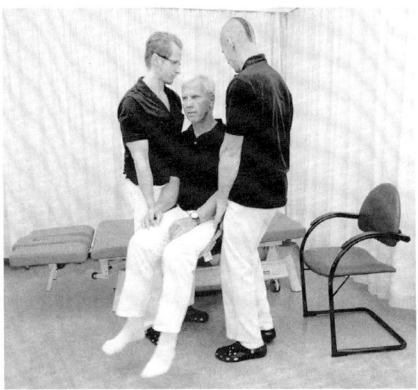

Abb. 99: Lift Seat (RMT RehaMed Technology GmbH, www.handica¬ re.com)

Eine Möglichkeit, um Patienten durch zwei Helfer anzuheben und zu bewegen, z. B. aus dem Rollstuhl in einen anderen Stuhl. Durch die Ausführung mit Beinteilen wird der Patient unter den Beinen sowie vom Steißbein bis zu den Schultern unterstützt (▶ Abb. 99). Der Vorteil für die Helfer liegt darin, dass sie Griffe zum Anheben verwenden können. Die Helfer können zu beiden Seiten des Patienten oder vor und hinter dem Patienten stehen. Das Anheben sollte mit gerade stabilisiertem Rücken erfolgen, der Weggewinn durch Schritte. Wichtig für die Helfer ist auch hier eine gute Absprache, es ist auch besser, im Vorfeld mit einer Testperson den Vorgang zu üben. Ein Hebevorgang ist es dennoch: wenn ein elektrischer Hebelifter vorhanden und für den geplanten Hebevorgang geeignet ist, sollte diesem der Vorzug gegeben werden.

Aufstehhilfen –Toilettensitzerhöhung

Viele ältere Patienten haben beim Aufstehen von einer Toilette Probleme, da Toilettensitze häufig sehr niedrig sind. Gerade im häuslichen Pflegebereich sind Toilettensitzerhöhungen gut einsetzbar. Es gibt unterschiedliche Modelle. Einige dieser Sitzerhöhungen sind auch mit seitlichen Armlehnen versehen (▶ Abb. 100).

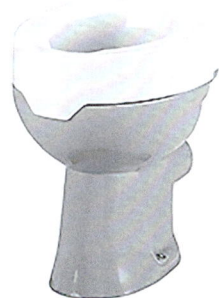

Abb. 100: WC-Sitzerhöhung (MEYRA GmbH, www.meyra.de)

Aufstehhilfen – Haltegriffe und Haltestangen

Hier gibt es die unterschiedlichsten Modelle (▶ Abb. 101). Je nach Kraft- und Bewegungsfähigkeit kann sich der Patient an einem Haltegriff abstützen oder sich daran hochziehen. Entscheidend für einen sinnvollen Einsatz ist die passende Position der Anbringung.

Es gibt Modelle für die Montage an der Wand und Saughaltegriffe zur vorübergehenden Anbringung.

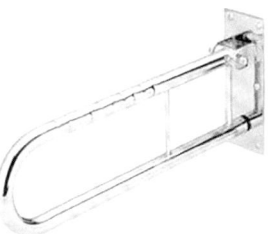

Abb. 101: Schwenkstützgriff (MEYRA GmbH, www.meyra.de)

Aufstehhilfe – Aufrichtehilfe

Diese Hilfsmittel helfen Patienten aufzustehen, sie ermöglichen einen stehenden Transfer, erleichtern das An- oder Umkleiden und unterstützen Stehübungen. Auch manche Hebelifter sind mit einer Aufstehfunktion ausgerüstet.

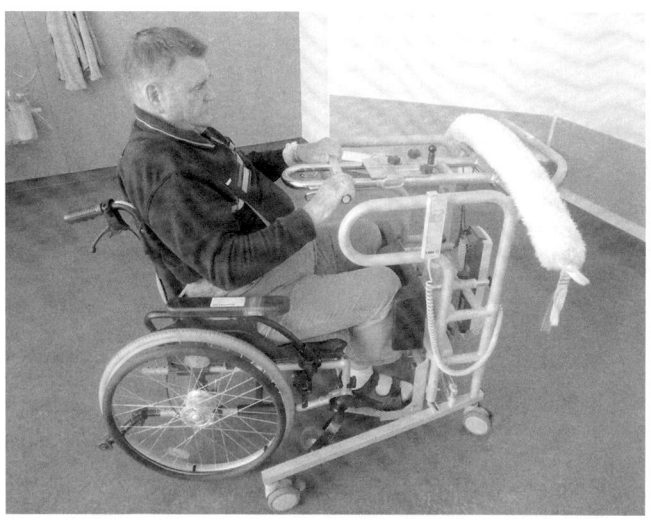

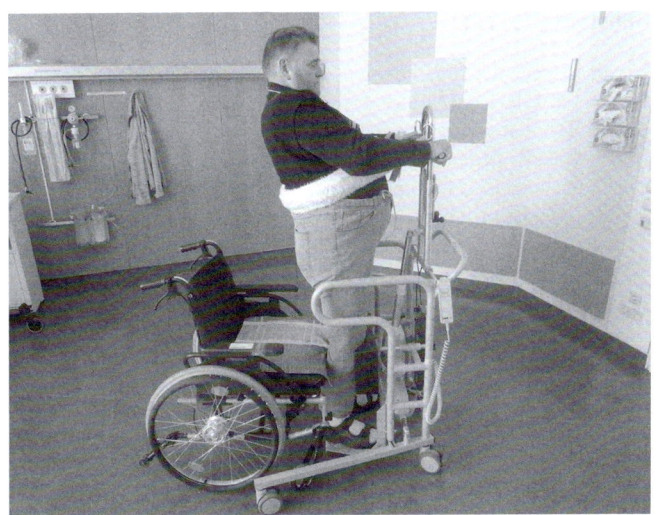

Abb. 102: Aufstehhilfe

Dieser Patient hat eine elektrische Aufstehhilfe. Er kann mit seinem Rollstuhl selbstständig zu dem Hilfsmittel fahren und es bedienen, sodass es ihm möglich ist, Tätigkeiten, die ein Stehen erfordern, selbst durchzuführen. Er kann sich dadurch in der Früh selbstständig, wenn auch mit einiger Mühe, anziehen.

6.2 Gehhilfsmittel

Gehhilfsmittel werden verwendet zur Gewichtsentlastung und zur Verbesserung der Sicherheit bei Patienten mit Gleichgewichtsproblemen oder Koordinationsschwierigkeiten.

Wird eine Gewichtsentlastung angestrebt, sollte der Handgriff bei seitlich hängendem Arm etwa in Höhe des Handgelenkes eingestellt sein (▶ Abb. 104).

Gehstock

Dieser ist geeignet für Patienten, die einseitige Gewichtsentlastung benötigen, z. B. wegen einer Arthrose an Hüfte, Knie oder Sprunggelenk. Der Patient verwendet den Gehstock an der dem schmerzenden Gelenk gegenüberliegenden Körperseite, da er sich sonst zur Gewichtsentlastung im Passgang fortbewegen müsste.

Geeignet kann ein Gehstock auch für Patienten sein, die eine leichte Gangunsicherheit wegen Balanceproblemen haben.

Mehrfuß-Gehhilfe

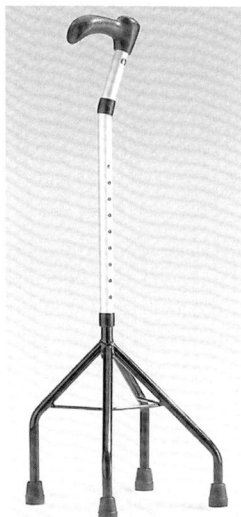

Abb. 103: (MEYRA GmbH) Der Vierfuß-Gehstock wird eingesetzt bei stärkerer Gehunsicherheit und zur Gewichtsentlastung. Schlaganfallpatienten mit stärkerer Gehbehinderung kommen damit häufig besser zurecht als mit einem Gehstock. Der Vorteil liegt auch darin, dass die Gehhilfe nicht umfällt, wenn sie losgelassen wird – beispielsweise beim Öffnen einer Tür. Manche Patienten empfinden dieses Hilfsmittel allerdings als schwierig zu handhaben – ausprobieren!

Unterarmgehstütze

Sie ist geeignet zur Gewichtsentlastung und wird häufig im unfallchirurgischen Bereich eingesetzt, wenn eine komplette Entlastung eines Beins nötig ist. In diesem Fall werden zwei Unterarmstützen verwendet, und das betroffene Bein berührt je nach Vorgaben des Arztes den Boden nur mit geringer Belastung oder gar nicht. Das Gehen mit Unterarmstützen wird meist im Akutkrankenhaus mit dem Physiotherapeuten eingeübt (▶ Abb. 104).

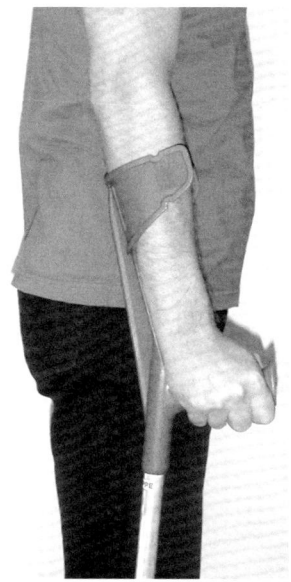

Abb. 104: Dieses Hilfsmittel bietet einen zusätzlichen Halt am Ellbogen.

Treppensteigen ist mit Unterarmstützen möglich, sollte aber, gerade wenn Entlastung nötig ist, gut eingeübt werden.

Beinamputierte Patienten verwenden ebenfalls häufig Unterarmstützen. Auch wenn eine Prothesenversorgung erfolgt, ist es manchmal notwendig, Gehstrecken ohne Prothese zu bewältigen, z. B. in der Nacht beim Toilettengang.

Achselstützen

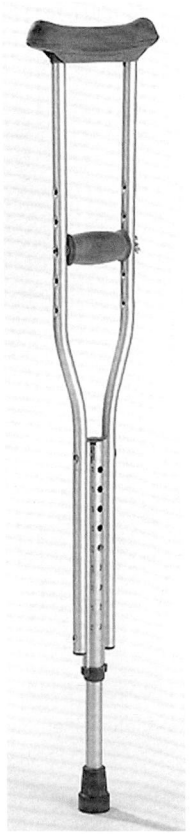

Abb. 105: Achselstützen (Fa. MEYRA GmbH)

Die Entlastung erfolgt bei diesem Hilfsmittel vorwiegend über die gepolsterte Achselauflage und nicht über die Hände. Es wird hierzulande nicht sehr häufig eingesetzt, in Amerika ist dieses Hilfsmittel wesentlich üblicher. Wichtig ist bei diesem Hilfsmittel eine gute Polsterung und eine korrekte Höheneinstellung, damit es bei längerem Einsatz nicht zu Druckschädigungen der Nerven oder Arterien im Schulterbereich kommt.

Achselstützen eignen sich besonders, wenn Handgelenke und Beine nicht stark belasten dürfen. Ein Vorteil ist auch, dass der Patient die Gehhilfe bei manuellen Tätigkeiten unter der Achsel einklemmen kann und die Hände frei sind.

Gehgestell

Für manche Patienten und Situationen ist dieses Hilfsmittel besser geeignet als ein Rollator, da es nicht wegrollen kann (▶ Abb. 106).

Im Nassbereich oder auf glatten Böden kann es sinnvoller sein als Gehstöcke oder Unterarmstützen, da es nicht so leicht wegrutscht.

Gehgestelle gibt es in starrer oder reziprok beweglicher Ausführung. Manche Modelle sind zum besseren Transport faltbar.

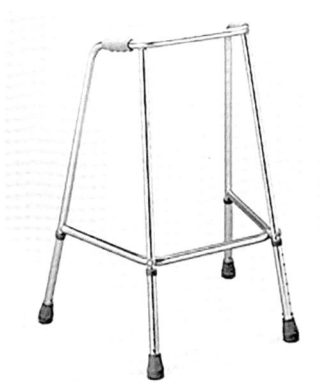

Abb. 106: Gehgestell (MEYRA GmbH, www.meyra.de)

Dieses Hilfsmittel bietet viel Unterstützung und Sicherheit. Er wird von älteren beinamputierten Patienten manchmal verwendet, wenn Gehen mit Unterarmstützen nicht möglich ist (▶ Abb. 106).

Merke

Gehgestelle und Rollatoren bringen den Oberkörper weiter nach vorne als Gehstöcke. Das ist für stärker in der Mobilität eingeschränkte Personen meist sinnvoll, da sich die Unterstützungsfläche damit deutlich vergrößert. Hilfreich ist es jedenfalls dann, wenn Patienten die Tendenz haben, nach hinten zu fallen.

Rollator

Dieses Hilfsmittel wird gerne bei Schwäche in den Beinen, Gleichgewichtsproblemen und Schwindel verwendet.
Von Vorteil ist auch, dass Einkäufe transportiert werden können und eine Sitzfläche die Möglichkeit zum Rasten bietet.

Es macht Sinn, den Umgang mit dem Hilfsmittel mit einer Fachperson einzuüben, z. B. das Arretieren der Bremsen, Umdrehen und Hinsetzen sowie das Bewältigen einer Stufe bzw. einer Gehsteigkante und das Falten des Rollators für den Transport.

Es gibt im Fachhandel eine große Auswahl unterschiedlicher Rollatoren. Unterschiede ergeben sich in der Art der Handgriffe (es gibt auch Modelle mit Unterarmauflagen für Arthritispatienten und mit Einhandbremse für Schlaganfallpatienten), in der Größe und in der maximalen Gewichtsbelastung (▶ Abb. 107–109).

Schmale Modelle mit kleinen Rädern passen durch enge Türen und sind für den Innenbereich besser geeignet, Allroundrollatoren haben größere Reifen und sind für die Nutzung im Freien gedacht. Eine Ankipphilfe erleichtert das Überwinden von Bordsteinkanten. Viele Modelle sind zum besseren Transport faltbar.

Zubehörartikel wie Taschen, Stockhalterung, Regenschutz, Schirmhalterung oder Schirm können ergänzend erworben werden.

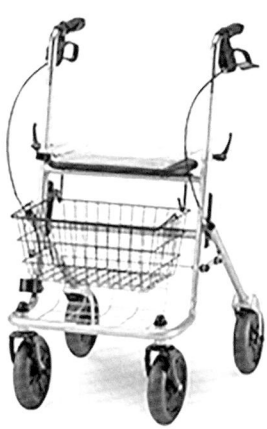

Abb. 107: Rollator – Dieses Hilfsmittel bietet viel Unterstützung für das Gleichgewicht und zur Körpergewichtsentlastung (MEYRA GmbH, www.meyra.de).

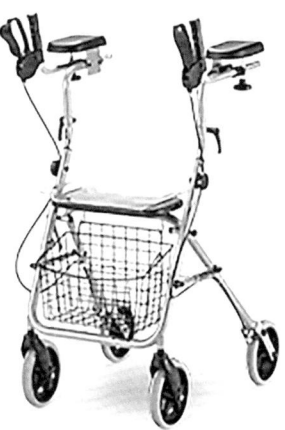

Abb. 108: Rollator mit Unterarmauflage, für Patienten mit geringen Kräften und solchen, die nicht mit den Handgelenken stützen können (MEYRA GmbH, www.meyra.de)

> **Tipp**
>
> Gehgestelle und Rollatoren bieten viel Sicherheit für Patienten mit Gleichgewichtsproblemen.
> Nicht möglich ist damit allerdings das Bewältigen von Treppen.

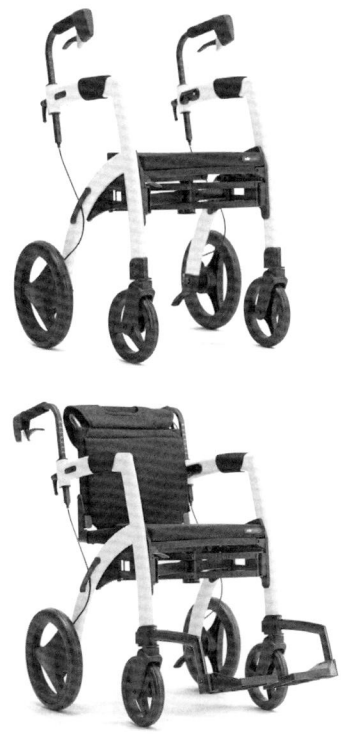

Abb. 109: Roll Motion 2-in-1 Rollator (TOPRO GmbH, www.TOPRO.de)
Dieser Rollator lässt sich schnell in einen Rollstuhl umbauen und ermöglicht dem Begleiter, den Patienten bei Ermüdung zu fahren.

Gehwagen

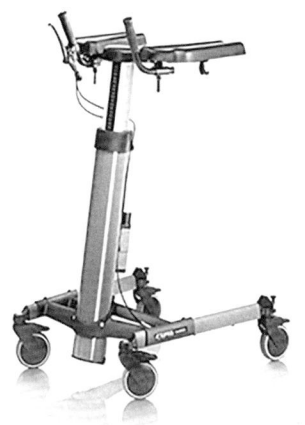

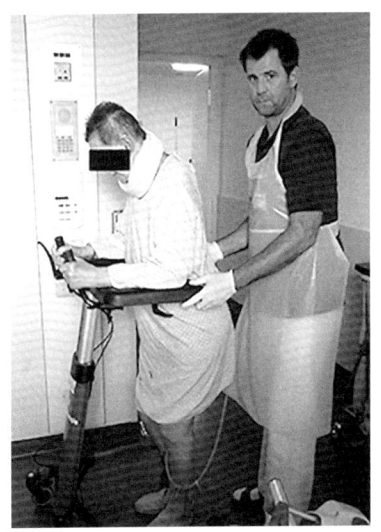

Abb. 110: TOPRO Taurus (TOPRO GmbH, www.TOPRO.de)

Dieses Hilfsmittel bietet über die Unterarmauflage sehr viel Unterstützung für Patienten, die eine untere Extremität nicht belasten können oder dürfen. Der Gehwagen ist über die schwenkbaren Räder gut beweglich und leicht lenkbar.

Die Konstruktion ermöglicht dem Helfer freien Zugang zum Patienten. Die Höhenverstellung erfolgt je nach Modell elektrisch oder hydraulisch. So kann dieses Hilfsmittel bereits als Aufstehhilfe am Bett und anschließend für Gehübungen verwendet werden (▶ Abb. 110).

Hilfsmittel zur Sicherung beim Gehen

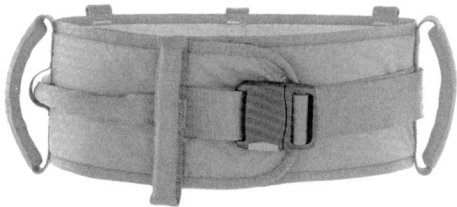

Abb. 111: EasyBelt/FlexiBelt (RMT RehaMed Technology GmbH, www.¬handicare.com)

Dieses Hilfsmittel ermöglicht dem Helfer oder den Helfern, den Patienten mittels horizontalen oder vertikalen Haltegriffen zu sichern (▶ Abb. 111). Dazu wird der Gürtel um die Taille des Patienten angelegt. Auch beim Umsetzen, Aufstehen oder zur Sicherung bei Gehübungen auf der Treppe kann der Gurt verwendet werden (▶ Abb. 112).
Abb. 93 (▶ Kap. 6.1) zeigt, wie der Gurt verwendet wird, um das Umsetzen mit dem Rutschbrett zu unterstützen.

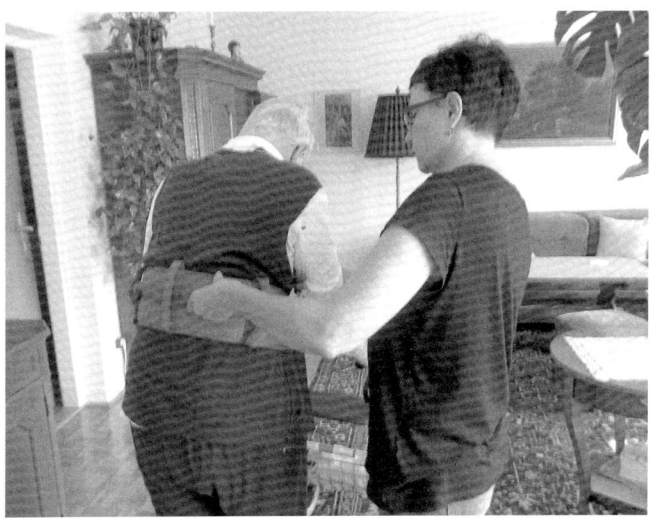

Abb. 112: Der Patient geht mit Rollator; der Gurt ermöglicht dem Helfer am Rumpf zu lenken und zu unterstützen, die zweite Hand des Helfers hilft bei der Führung des Rollators.

7 Kurzbeschreibungen der erwähnten Krankheitsbilder

7.1 Schlaganfall

> **Definition**
>
> Unter einem Schlaganfall versteht man eine plötzlich auftretende Störung der Hirnfunktion, die i. d. R. durch eine Durchblutungsstörung (Ischämie) oder – seltener – durch eine Blutung im Gehirn bedingt ist.

Schlaganfallpatienten haben an der dem Ort der Schädigung im Gehirn *gegenüberliegenden* Körperseite eine *schlaffe*, im späteren Verlauf meist eine *spastische* Lähmunghmung. Dabei »zieht« der Arm meist in eine typische Beugestellung, das Bein hingegen in eine Streckung. Es gibt aber auch Patienten, deren Bein eine spastische Beugestellung entwickelt.

Spastische Lähmungen haben eine überhöhte Spannung der Muskulatur. Schlaffe Lähmungen sind gekennzeichnet durch eine zu niedrige Spannung der betroffenen Muskulatur.
Die Rumpf- und Gesichtsmuskulatur ist ebenfalls betroffen.

Meistens hat der Patient auch Störungen des Gleichgewichts und der Sensibilität, sowohl im Bereich der Oberflächen- als auch der Tiefensensibilität.

Bei *rechtsseitig* gelähmten Patienten kommt es häufig zu einer Beeinträchtigung des Sprachverständnisses und der Sprachproduktion. In einigen Fällen haben diese Patienten eine Apraxie, d. h.

eine Störung in der Organisation von Handlungen, was sich beim alltäglichen Umgang (Pflege) mit diesen Patienten als sehr erschwerend erweisen kann.

Patienten mit einer Lähmung der *linken Seite* haben sehr häufig einen Neglect, worunter im allgemeinen eine schwere Wahrnehmungsstörung der betroffenen Seite verstanden wird. Diese Patienten sehen auf der betroffenen Seite schlechter (ohne dass das Sehvermögen eingeschränkt ist), hören an dieser Seite schlechter (ohne dass das Hörvermögen gestört ist) und nehmen insgesamt Reize an der betroffenen Seite schlecht wahr.

Einige linksseitig gelähmte Patienten »pushen«: Sie schieben sich, zum Teil mit viel Kraft, zur betroffenen Seite hin, können hier aber wegen ihrer Lähmung nicht stützen und brauchen deshalb außerordentlich viel Hilfe. Diese Patienten vermitteln ihren Helfern oft das Gefühl, sie würden nicht mithelfen, sondern gegen sie arbeiten. Eine Beeinträchtigung der Raumwahrnehmung ist wahrscheinlich die Ursache dieser Störung.

Je nachdem, in welchem Gehirnareal es zu einer Schädigung gekommen ist, gibt es noch eine Reihe anderer Symptome, die auftreten können (Anosognosie, Alexie, Akalkulie).

Merke

Daneben gibt es aber viele Hirnleistungen, die nicht gestört sind. Die Pflegenden sind aufgefordert herauszufinden, welche verbliebenen Fähigkeiten der Patient hat und wie sie ihm helfen können, diese Fähigkeiten zur Verbesserung seiner Mobilität und seines Wohlbefindens einzusetzen.

7.2 Parkinson-Syndrom

Definition

Eine der *häufigsten neurologischen Erkrankungen* im höheren Lebensalter ist das Parkinson-Syndrom. Die Hauptsymptome sind die *Bewegungsarmut* (Hypokinese bis Akinese), das *Zittern* (Tremor) und die *Muskelsteifheit* (Rigor).

Diese Patienten haben häufig einen kleinschrittigen, vornübergebeugten Gang bei fehlendem Armpendel. Die Sturzgefahr ist im fortgeschrittenen Stadium der Krankheit sehr hoch.

Meist haben diese Patienten eine starre Mimik und eine leise, monotone Stimme. Beim Bewegen der Gelenke fällt deren Steifigkeit auf. Werden Gelenke vom Helfer bewegt, so kann er einen erheblichen Widerstand spüren, der während des gesamten Bewegungsausmaßes immer wieder ab- und zunimmt (Zahnradphänomen).

Diese pathologische Muskelspannung ist auch der Grund, weshalb sich der Patient nur langsam an Veränderungen im Bewegungsablauf anpassen kann. Der Helfer muss daher sein Arbeitstempo an der Reaktionsgeschwindigkeit des Patienten ausrichten, da er sonst Unterstützung geben muss (Hebearbeit), obwohl der Patient sein Körpergewicht selbst tragen könnte.

7.3 Arthrose

Definition

Die Arthrose ist eine Abnützungserscheinung an einem Gelenk, die meist durch ein Missverhältnis zwischen Beanspruchung und Leistungsfähigkeit der Gelenksanteile entsteht.

Am häufigsten sind die gewichtstragenden Gelenke der unteren Extremitäten betroffen, und zwar hauptsächlich die Knie- und die Hüftgelenke. Es können aber auch alle anderen Gelenke Arthrosen entwickeln.

Die Hauptsymptome bestehen in Schmerzen und einer zunehmenden Bewegungseinschränkung bis hin zu einer Versteifung des Gelenks. Viele ältere Patienten haben zu Beginn einer Bewegung »Anlauf«- oder »Einlaufbeschwerden«. Hier hilft es oft, mit einer kleinen Bewegung zu beginnen und erst nach einigen Wiederholungen das gesamte Bewegungsausmaß auszunützen.

7.4 Demenz

Patienten mit Demenz können aufgrund eines kognitiven Abbaus, der die unterschiedlichsten Ursachen haben kann, Bewegungsstörungen entwickeln.

Viele dieser Patienten werden in einem fortgeschrittenen Stadium ihrer demenziellen Entwicklung bewegungsarm. Der Gang wird kleinschrittig und schlurfend, es kommt auch zu einer Störung des Gleichgewichts.

Oft sind auch so genannte »höhere« Hirnleistungen gestört, sodass der Patient eine Aphasie, Apraxie und räumliche Störungen entwickeln kann. In späten Stadien der Erkrankung kann die Bewegungsarmut zu Beuge- oder Streckkontrakturen führen.

Beim Umgang mit diesen Patienten ist es manchmal besser, mit Handkontakt zu führen. Komplizierte verbale Aufforderungen sind ungünstig. Sind Anweisungen nötig, so sollten sie klar und einfach sein.

7.5 Multiple Sklerose

> **Definition**
>
> Bei der Multiplen Sklerose (MS) handelt es sich um eine herdförmige Erkrankung des Zentralnervensystems.

Je nach der Lokalisation der Schädigungen kann es zu den unterschiedlichsten Symptomen kommen: Bewegungsstörungen einzelner oder mehrerer Gliedmaßen, Gleichgewichtsstörungen, Koordinationsstörungen usw.

In diesen Fällen ist der Helfer besonders gefordert, die jeweiligen Fähigkeiten des Patienten zu erkennen und Hilfe erst dann anzubieten, wenn der Patient ohne Unterstützung überfordert ist.

7.6 Querschnittslähmung

Definition

Bei einer Querschnittslähmung ist das Rückenmark durch einen Unfall oder durch eine Erkrankung geschädigt.

Unterhalb der Schädigungsstelle kommt es bei einer kompletten Querschnittsläsion zu einer beidseitigen Lähmung, bei einem inkompletten Querschnitt sind teilweise noch sensible und motorische Funktionen möglich.

Die Muskulatur, die von der Schädigung nicht betroffen ist, kann sehr gut trainiert werden. So ist es Querschnittspatienten mit einer Lähmung beider Beine, aber einer guten Funktion der Arme oft möglich, weitgehend selbstständig zu sein.

Literatur

Fries, Wolfgang/Liebenstund, Ingeborg: Physiotherapie beim Parkinson-Syndrom. München: Pflaum 1998

Jerosch, Joerg/Heisel, Juergen: Künstlicher Gelenkersatz. München: Pflaum 2001

Kempf, Hans-Dieter: Die Neue Rückenschule: Das Praxisbuch. Springer 2014

FBL Klein-Vogelbach Functional Kinetics: Therapeutische Übungen, von Barbara Suppé (Herausgeber), Irene Spirgi-Gantert (Herausgeber, Autor) et al. Springer 2012

Pape, Anne: Heben und heben lassen. Richard Pflaum Vlg GmbH (März 2000)

Pelosi, Tony: Bewegungstechniken für Behinderte und ihre Helfer. Stuttgart: TRIAS 1990

Pflege heute. Lehrbuch für Pflegeberufe. München/Jena 2004

Rückenschule. Herausgeber: Verband der diplomierten Physiotherapeuten Österreichs.

Runge, Martin: Gehstörungen, Stürze, Hüftfrakturen. Darmstadt: Steinkopff 1998

Runge, Martin/Rehfeld, Gisela: Geriatrische Rehabilitation im Therapeutischen Team. Stuttgart: Thieme 2000

Zebroff, Kareen: Yoga für Jeden. Frankfurt a. M.: Fischer Taschenbuch Verlag GmbH 1975

Stichwortverzeichnis

A

Achselstützen 147
Anti-Rutsch-Belag 75
Apraxie 154
Arthrose 119, 157
Aufsetzen 67
Aufstehen 28, 73, 120

B

Bandscheibe 12
Becken 23
Becken heben 44
Bekleidung 21
Beugespastik 93
Bücken 29

D

Dehnung 36
Dekubitus 123
Demenz 157
Demenzkranke 74, 92, 118, 126
Drehbelastung 17
Drehen 30, 47
Drehscheibe 98, 133
Dreiergriff 64

E

Entspannung 41

F

Fehlhaltungen 12
Freezing 117

G

Gehbock 115, 117
Gehen 113
Gehgestell 147
Gehhilfe 119
Gehstock 113, 116 f., 119, 144

H

Haltegriff 79
Hebebelastung 58, 72, 75
Hebegriff 20, 98
Hebehilfe 14
Hebelifter 138
Hebetechniken 57
Hinaufrutschen 58, 61
Hinlegen 72
Hinsetzen 86

K

Klonus 80
Körperhaltung 23
Krankenbett 19

L

Lagerungen 123
Lähmungen
– schlaffe 154
– spastische 154
Lastarm 18 f., 46, 72, 76, 87
Lendenwirbelsäule 11, 23, 25, 28

M

Mehrfuß-Gehhilfe 144
Multiple Sklerose 158

N

Neglect 155

P

Parkinson 156
Parkinsonpatienten 117
pushen 86, 155
Pusher 91, 94

Q

Querschnittslähmung 159

R

Rautek-Griff 111
Rollator 115, 117, 119, 148
Rollbrett 135
Rückenlage 123
Rückenschule 22

Rutschbrett 106, 134
Rutschen 54, 64
Rutschtuch 65

S

Schinkengang 61, 104, 107, 111
Schlaganfall 154
Schlaganfallpatienten 80, 116, 125 f.
Schuhe 21
Seitenlage 53
– 30° 128
– 90° 126
Steckbecken 47, 50

T

Tempo 14, 49
Toilettensitzerhöhung 141
Transfer 89, 138
Trapez 47, 70, 105
Turnschuhe 75

U

Umlagerungshilfe 136
Unterarmgehstütze 145
Unterarmstütze 116, 119
Unterstützung 75

V

Vierfuß-Gehhilfe 113, 116

W

Wirbelsäule 11

Z

Zurückrutschen 107

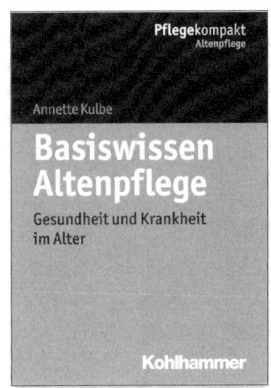

Annette Kulbe

Basiswissen Altenpflege

Gesundheit und Krankheit im Alter

2017. 133 Seiten, 21 Abb., 6 Tab. Kart. € 16,–
ISBN 978-3-17-031759-8

auch als EBOOK

Pflegekompakt

Altenpflege wird immer umfangreicher und spezieller. Insbesondere für diejenigen, die in der täglichen Pflegepraxis mit alten Patienten und Bewohnern arbeiten. In der ambulanten und stationären Altenpflege, der geriatrischen Pflege in Krankenhäusern, Tageskliniken oder in Pflegeheimen für Menschen mit Demenz stehen Lebenswelt, Wünsche und Ängste alter Menschen im Vordergrund. Dieses kompakte Buch für die Kitteltasche gibt einen schnellen Überblick über die spezielle Pflege alter Menschen und liefert dabei unerlässliches Basiswissen über Alter(n), Gesundheit, typische Alterskrankheiten und Demenz.

W. Kohlhammer GmbH
70549 Stuttgart

Kohlhammer

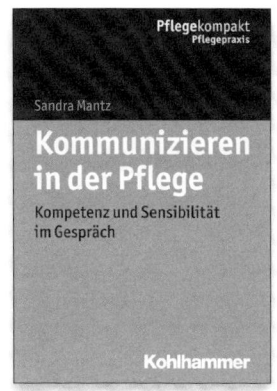

Sandra Mantz

Kommunizieren in der Pflege

Kompetenz und Sensibilität im Gespräch

*2016. 181 Seiten, 13 Abb., 3 Tab. Kart. € 19,–
ISBN 978-3-17-025750-4*

auch als EBOOK

Pflegekompakt

Wer pflegt, spricht. Die kommunikativen Anforderungen im Pflegeberuf steigen rasant an, und bringen Pflegende und interdisziplinäre Teams täglich an zeitliche und emotionale Grenzen. Rasch wechselnde, kritische und empfindsame Gesprächspartner fordern von allen am Pflegeprozess Beteiligten in Kliniken und Pflegeeinrichtungen kontinuierliche Gesprächsbereitschaft und kompetente Ansprechpartner in allen Fachgebieten. Dieses Buch sensibilisiert für vorherrschende Denk- und Sprachmuster im Pflegealltag. Gleichermaßen zeigt es Wege auf, eigene Kommunikationsmuster zu reflektieren und sich Schritt für Schritt dem Gesprächsprofi anzunähern. Praxisorientierte Beispiele machen Mut, die bereits innewohnende Ausdruckskraft zu entfalten.

W. Kohlhammer GmbH
70549 Stuttgart

Kohlhammer